DÉPÔT LÉGAL

398

AF313992

8º T¹¹c
468
D

Librairie **VUIBERT**, Boulevard Saint-Germain, 63, **PARIS**.

NOS TOUT PETITS, par Mme A. MOLL-WEISS, directrice de l'École des Mères, avec une préface de M. Gabriel COMPAYRÉ, membre de l'Institut, inspecteur général de l'Instruction publique. — Volume 20/13^cm avec de nombreuses gravures, 16 planches hors texte (dont 2 de patrons), broché, 2 fr. 50 ; relié toile. 5 fr. »

Charmant petit livre destiné aux jeunes filles et écrit pour elles, avec autorité et éloquence. Il leur fournira les meilleures directions pour l'accomplissement du plus haut de leurs futurs devoirs.

LA SCIENCE ET LES TRAVAUX DE LA MÉNAGÈRE, par Mme M. SAGE. — Volume 18/12^cm, illustré, broché, 4 fr. ; cart. toile, titre or, tête dorée. . . . . 7 fr. »

Cet utile petit ouvrage, auquel on a donné une forme élégante et commode, a sa place marquée dans la bibliothèque de la famille, dans celle de la jeune fille surtout, à qui il est indispensable d'inspirer de bonne heure l'amour du rôle de mère et de ménagère.

LEÇONS DE COUPE ET DE COUTURE, à l'usage des femmes du monde, par Mme LAURENT-BOURGET, professeur de coupe à l'Université des *Annales*. — Volume 20/13^cm de 250 pages, avec 113 figures. Broché, 3 fr. ; relié. . . . . 5 fr. 50

COUPE ET ASSEMBLAGE PAR LE MOULAGE, par Mme BERGE, inventeur de la méthode du Moulage. — Volume 23/15^cm, renfermant 139 illustrations (dont 129 photographies) et magnifiquement imprimé sur papier couché. — Broché, 3 fr. 50 ; relié toile, fers spéciaux. . . . . 7 fr. 50

HISTOIRE DE LA MUSIQUE, par H. BOYER. — Vol. 18/12^cm, 2e édition ; broché, 3 fr. ; relié cuir rouge souple. 7 fr. »

HYGIÈNE DU CUIR CHEVELU dans l'enfance et l'adolescence, par le Dr SABOURAUD, directeur du laboratoire de la Ville de Paris à l'hôpital Saint-Louis. — Broch. 24/16^cm, 2e édition. . . . . 1 fr. »

Dans cette brochure, l'auteur nous fait connaître les traitements très simples dont relèvent les affections les plus fréquentes du cuir chevelu et explique les moyens à employer pour prévenir ou arrêter la chute des cheveux.

PASTEUR : L'ŒUVRE. L'HOMME. LE SAVANT, par V. FRAITOT, principal de collège. — Volume illustré de 40 gravures. 2e édition. 2 fr. »

Pour la majoration temporaire, à ajouter aux prix annoncés, consulter le catalogue.

HYGIÈNE

ET

ÉCONOMIE DOMESTIQUE

8° Tc 11
468
D

A LA MÊME LIBRAIRIE:

Enseignement secondaire des Jeunes filles.

Plan d'études de l'enseign. second. des jeunes filles.. . . . 2 fr. »

Programme pour l'admission à *l'École normale supérieure de Sèvres* et au Certificat d'apt. à l'enseign. second. des jeunes filles.   0 fr. 75

Programme des matières (1921) de l'Agrégation, du cert. d'apt. à l'enseign. second. des jeunes filles et de l'admission à Sèvres.   2 fr. 50

Anatomie et Physiologie animales et végétales, par E. CAUSTIER :
CLASSE DE 4ᵉ ANNÉE.. . . . . 6 fr. »
CLASSE DE 5ᵉ ANNÉE.. . . . . 5 fr. »

Hygiène et Économie domestique, par E. CAUSTIER et Mᵐᵉ MOREAU-BÉRILLON, ancienne élève de l'école normale de Sèvres, agrégée, professeur au lycée de Reims :
CLASSE DE 3ᵉ ANNÉE. . . . . 5 fr. »
CLASSES DE 4ᵉ ET 5ᵉ ANNÉES.. . . . . 6 fr. »

Leçons d'Arithmétique, par Mᵐᵉ A. SALOMON :
CLASSES PRIMAIRES, 1ʳᵉ ANNÉE ET ENS. PRIMAIRE, avec *Notions de Géométrie*.. . . . . 5 fr. »
2ᵉ ANNÉE. . . . . 5 fr. »
5ᵉ ET 6ᵉ ANNÉES. . . . . 3 fr. 80

Compléments d'Arithmétique, par Mᵐᵉ A. SALOMON. . . . 2 fr 80

Leçons d'Algèbre, par Mᵐᵉ A. SALOMON. . . . . 5 fr. »

Leçons de Géométrie, par Mᵐᵉ A. SALOMON :
CLASSES DE 3ᵉ ET 4ᵉ ANNÉES.. . . . . 5 fr. »
CLASSE DE 5ᵉ ANNÉE.. . . . . 3 fr. 25

Nouvelles Leçons de Géométrie pratique et théorique, par Mᵐᵉ A. SALOMON :
CLASSES DE 3ᵉ ET 4ᵉ ANNÉES.. . . . . 6 fr. »
CLASSE DE 5ᵉ ANNÉE. . . . . 3 fr. 80

Leçons de Chimie, par Mᵐᵉ MARGAT-L'HUILLIER, ancienne élève de l'École normale de Sèvres, agrégée, directrice des études aux Cours secondaires de Jeunes filles de Paris.. . . . . . 8 fr. 30

Leçons de Physique, par Mᵐᵉ MARGAT-L'HUILLIER. . . . . 11 fr. »

Leçons de Cosmographie, par A. GRIGNON : CLASSE DE 5ᵉ ANNÉE.   5 fr. »

Physique, par Mˡˡᵉˢ PRÉJEAN et DOMERC, anciennes élèves de l'école normale de Sèvres, agrégées, professeurs au lycée de Toulouse :
CLASSE DE 3ᵉ ANNÉE. . . . . 5 fr. »
CLASSE DE 4ᵉ ANNÉE. . . . . 6 fr. 50
CLASSE DE 5ᵉ ANNÉE. . . . . 7 fr. »

Selected Pieces of Poetry for recitation (1ʳᵉ à 6ᵉ années), par Mˡˡᵉ A. DAUJEAN, agrégée, professeur au lycée Racine. . . . 3 fr. 25

Ajouter aux prix ci-dessus le montant de la majoration temporaire.

HYGIÈNE
ET
ÉCONOMIE DOMESTIQUE

A L'USAGE

DES ÉLÈVES DE TROISIÈME ANNÉE

DE L'ENSEIGNEMENT SECONDAIRE DES JEUNES FILLES

PAR

E. CAUSTIER & **MME MOREAU-BÉRILLON**

Agrégé des sciences naturelles,
Professeur aux lycées St-Louis et Henri IV.

Ancienne élève de l'École de Sèvres,
Agrégée, Professeur au lycée de Reims.

SEPTIÈME ÉDITION

PARIS
LIBRAIRIE VUIBERT

63, BOULEVARD SAINT-GERMAIN, 63

(Tous droits réservés.)

1920

PROGRAMME OFFICIEL

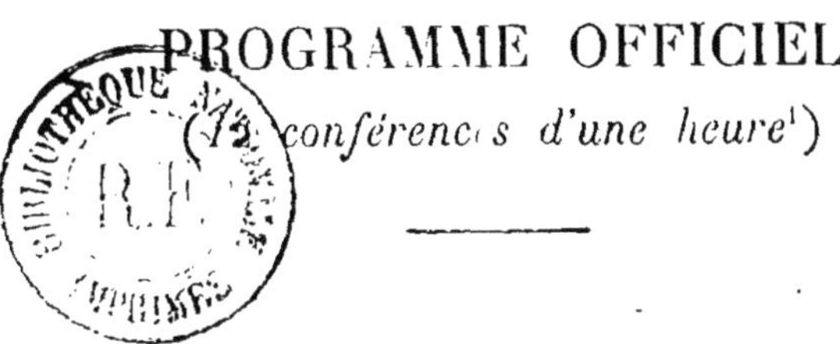

(12 conférences d'une heure[1])

HYGIÈNE

INTRODUCTION.

Importance de l'hygiène en général.

Hygiène individuelle.

HYGIÈNE ALIMENTAIRE.

Ce qu'on doit et ce qu'on peut manger.

Aliments. — Aliments : partiels, complets. — Dangers d'une alimentation trop azotée. — Nécessité d'un régime mixte.

Viandes : parasites de la viande.
Poissons.
Mollusques : empoisonnements et soins immédiats.
Lait : falsification. — Stérilisation. — Conservation.
Œufs.
Beurres : falsifications.
Farines : leurs altérations ; pains.
Légumes.
Champignons et plantes vénéneuses : empoisonnements et soins immédiats.
Fruits : fruits verts.
Conserves : préparation ; leurs dangers.

---

1. Les douze conférences d'une heure comprennent *tout à la fois* l'enseignement de l'hygiène et de l'économie domestique ; deux ou trois au plus suffiront pour l'économie domestique, les autres seront affectées à l'hygiène.

L'exposé des questions d'hygiène devra être à la fois élémentaire et succinct, comme il convient pour un auditoire dépourvu de toute préparation scientifique.

Boissons : Eau. — Eàu contaminée, parasites introduits par l'eaù. — Filtrage et ébullition. — Glace à rafraîchir.
Café, thé, chocolat.
Vin, cidre, bière. — Falsifications.
Boissons distillées : action de l'alcool sur la digestion.

HYGIÈNE DU VÊTEMENT.

Les vêtements selon les saisons et les climats. — Propreté. — Dangers de certaines couleurs. — Vêtements de dessous. — Corsets. — Vêtements de dessus. — Chaussures. — Coiffures. Le lit et les vêtements de nuit.

HYGIÈNE DE L'HABITATION.

Construction. — Exposition. — Aération. — Lumière.
Logements insalubres.
Chauffage et éclairage.
Évacuation des déchets.
Propreté et entretien : Rideaux et tapis.
Parasites de la maison.
Aménagement d'une chambre de malade.

LA LUMIÈRE.

Destruction des microbes par la lumière.
Étiolement par privation de lumière.

ÉCONOMIE DOMESTIQUE

Du rôle de la femme dans l'administration de la maison.
Nécessité de l'ordre, de la prévoyance, de l'économie.
Entretien du mobilier, des étoffes, du linge. — Raccommodage. — Machines à coudre. — Lessive et repassage.
Principes généraux applicables à la préparation et à la conservation des aliments et des boissons.
Comptabilité du ménage. — Budget des recettes et des dépenses. — Dépenses nécessaires : des achats en général. — Dépenses inutiles. — Livres à tenir. — Épargne : assurances sur la vie, etc.

HYGIÈNE ET ÉCONOMIE DOMESTIQUE

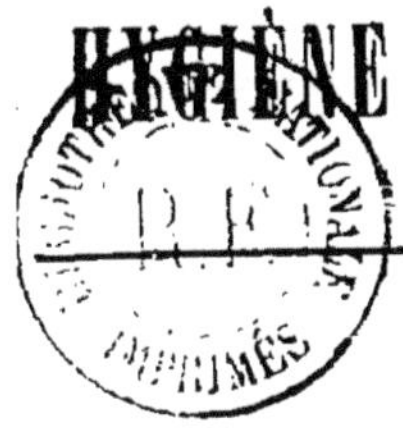

INTRODUCTION

L'hygiène : son but, ses progrès. — *L'hygiène* est l'art
de conserver la santé, car elle nous apprend à éviter les
maladies et à être fort. Tandis que la médecine a pour but
de guérir le malade, l'hygiène indique ce qu'il faut faire
pour ne pas devenir malade. De sorte que si l'hygiène attei-
gnait son idéal, elle supprimerait la médecine.

Pendant longtemps l'hygiène fut plus une vertu qu'une
science, car elle était surtout fondée sur la tempérance et la
sagesse. Mais les découvertes biologiques du XIXe siècle, surtout celles de Pasteur, ont complètement révolutionné l'hygiène et en ont fait une véritable science. Aux moyens
empiriques que conseillait l'hygiène d'autrefois, on a substitué des mesures basées sur des données scientifiques et
contrôlées par l'expérience. Aussi bien les résultats ne se
sont pas fait attendre et sans être prophète on peut dire
que certaines maladies, aujourd'hui en voie de disparition,
seraient même déjà disparues si l'hygiène ne mettait pas
tant de lenteur à pénétrer dans le public, si nous nous lais-
sions guider un peu moins par la routine et un peu plus par
la science.

On est en droit de se demander comment il se fait que
l'hygiène soit encore si peu répandue. Cependant nulle
science n'est aussi humanitaire, car elle intéresse toutes les

classes de la société, les riches comme les pauvres, puis que tous nous tenons à la vie.

Il y a plusieurs causes à cela.

C'est d'abord que l'hygiène est une science compliquée reposant sur les sciences physiques et naturelles, particulièrement sur la physiologie et la bactériologie.

C'est ensuite une cause d'ordre social, car on a beau discuter sur le régime alimentaire le plus sain, légiférer sur les logements insalubres et déterminer le cubage d'air nécessaire pour chaque individu, on n'empêchera pas l'insuffisance des salaires et le prix des loyers de forcer des familles de travailleurs à se mal nourrir et à s'entasser dans des locaux trop étroits, mal aérés et plus mal éclairés encore.

Une autre cause aussi est l'indifférence regrettable dans laquelle restèrent longtemps les pouvoirs publics, car ce n'est que depuis 1902 que nous possédons en France une loi sur *la protection de la santé publique et l'organisation sanitaire;* ce qui n'empêche, pour ne citer qu'un exemple, que si l'on désinfecte les wagons ayant servi au transport des bestiaux, on continue à voyager dans des voitures de propreté douteuse et qui sont d'excellents milieux de culture pour microbes de tous genres.

Enfin, une dernière cause à signaler est l'ignorance de l'hygiène chez nombre de personnes, même instruites : d'où la nécessité de l'enseignement de cette science.

La connaissance et la pratique de l'hygiène constituent un devoir. — Plutarque dit qu'à Lacédémone tout enfant qui venait de naître était porté devant les Anciens de la tribu. S'il était bien constitué, l'État veillait à ce qu'il fût bien nourri ; s'il était chétif ou contrefait, il était précipité dans un gouffre. Les Grecs, en se conformant ainsi à la loi de la sélection, constituèrent une race intelligente et forte dont l'influence se fait encore sentir de nos jours sur le monde civilisé tout entier.

Au xxe siècle nous n'avons plus la brutalité des Spartiates et nous nous efforçons, par esprit de justice et de solidarité, de conserver à la vie les enfants débiles et contrefaits. Ce sentiment de tendresse pour les déshérités de la nature est assurément l'un des plus nobles de l'humanité actuelle. Mais d'autre part, fait-on suffisamment d'efforts pour conserver la santé des enfants sains et vigoureux ? On édifie des hôpitaux pour les enfants tuberculeux, et l'on organise, dans des établissements confortables, l'éducation des enfants anormaux : cela est bien. Mais aussi on laisse des familles de six enfants ou plus s'entasser avec leurs parents dans une seule pièce, sans lumière et sans air ; on attend pour s'occuper d'eux que ces enfants soient atteints par la tuberculose, le rachitisme ou d'autres misères.

Secourir les malades et venir en aide aux malheureux est un devoir connu de tous ; mais conserver la santé aux robustes et aux vigoureux est un devoir ignoré de beaucoup. Et pourtant si nous voulons rester un peuple actif et vivant, la sauvegarde de l'homme sain doit nécessairement dominer notre conception du devoir social. C'est donc dans l'étude de l'hygiène que l'on puisera les connaissances nécessaires à l'accomplissement de ce devoir.

Nécessité de l'hygiène pour la femme. — Depuis longtemps déjà des leçons d'hygiène sont faites dans les lycées et collèges de garçons. Mais si la connaissance de l'hygiène est nécessaire aux jeunes gens, ne l'est-elle pas encore plus aux jeunes filles ? N'est-ce pas à l'épouse et à la mère qu'incombe le soin de nourrir et d'élever les enfants, de veiller sur la santé des êtres qui lui sont chers, de s'occuper de leur alimentation, de leur habitation et de leurs vêtements, en un mot de les protéger contre les maladies évitables qui, chaque année, prélèvent parmi nous une dîme de plus de 20 000 Français ?

Dans la lutte entreprise contre les grands fléaux qui menacent la famille et le pays, la femme a sa place marquée au premier rang des combattants. Qui peut mieux qu'elle prodiguer à l'enfant les soins qui le sauveront ? Qui peut mieux qu'elle, par sa vigilance quotidienne, assainir le logis ? Qui peut mieux qu'elle, enfin, combattre l'alcoolisme en retenant au foyer son mari ou son fils ?

Principales divisions du Cours d'Hygiène. — Dans ce Cours, où nous nous efforcerons de donner l'essentiel, nous étudierons successivement l'*hygiène individuelle'* et l'*hygiène sociale*.

1° **L'hygiène individuelle** comprend l'*hygiène alimentaire*, l'*hygiène du vêtement* et de l'*habitation*, l'*hygiène des fonctions* (digestion, circulation, respiration, élimination, organes des sens et système nerveux), et les questions si importantes de l'*alcoolisme* et des *exercices physiques*. Ces matières seront enseignées dans les cours de Troisième et Quatrième années et au commencement de la Cinquième année.

2° **L'hygiène sociale**, comprenant surtout l'étude des *maladies infectieuses* et de l'*hygiène de la première enfance*, sera traitée dans le cours de Cinquième année.

HYGIÈNE INDIVIDUELLE

HYGIÈNE ALIMENTAIRE

CHAPITRE PREMIER

CE QU'ON DOIT ET CE QU'ON PEUT MANGER

> *« Il faut manger pour vivre,*
> *et non vivre pour manger. »*

Nécessité de l'alimentation : la faim et la soif. — Pour montrer la nécessité de l'alimentation, il suffit de placer un animal sur le plateau d'une balance et de faire la tare. On constate qu'au bout d'un instant l'équilibre est rompu ; le plateau portant l'animal se soulève ; l'animal a donc perdu de son poids. Il faut alors conclure qu'à chaque moment de leur vie, les animaux et l'homme lui-même perdent quelque chose de leur substance. Leur organisme s'use et subit une perte de poids due en grande partie à l'élimination d'eau et de gaz carbonique par la peau, les poumons et les reins ; et c'est pour réparer ces pertes que l'homme est dans la nécessité de prendre des aliments.

Cette nécessité se manifeste par des besoins tels que la *faim* et la *soif*, qui apparaissent à des intervalles réguliers, et qui sont comme une sorte de signal d'alarme avertissant l'organisme de son appauvrissement.

La faim. — A son début, elle procure une sensation qui

n'est pas désagréable : c'est l'*appétit*. Mais si elle se prolonge, elle devient douloureuse. Elle est due à ce que le sang ne contient plus suffisamment de matières nutritives. Il est difficile de dire où l'on a faim ; pourtant cette sensation, bien que vague, semble située dans l'estomac : ce qui explique pourquoi on peut la calmer en introduisant dans l'estomac des matières inertes. Certains poisons, comme le tabac et l'opium, et certaines maladies peuvent faire disparaître la sensation de faim. Au contraire, il est des maladies, comme le diabète, qui produisent un effet inverse : la faim est permanente ; c'est ce qu'on appelle la *boulimie*.

Si la nature nous fait chercher l'aliment quand il devient nécessaire, il arrive souvent que l'homme cherche à exciter son appétit par des procédés artificiels (épices, sauces, etc.). Seul parmi les animaux, l'homme a trouvé le moyen de manger sans faim et de boire sans soif. Il s'est créé ainsi des besoins factices qu'il est dangereux de satisfaire.

Donc si l'on peut sans danger manger à sa faim, c'est à la condition que la faim soit naturelle.

La soif. — La soif est caractérisée par la sécheresse de la bouche et de la gorge et par l'absence de salive ; mais, en réalité, elle est due à ce que le sang a perdu de l'eau. La preuve en est dans ce fait que la sensation de soif est intense si l'organisme perd de l'eau par une hémorragie importante ou par une diarrhée ; par contre la soif est apaisée si l'on rend à l'organisme l'eau qu'il a perdue. C'est pour cette raison que les boissons les plus rafraîchissantes sont celles qui, comme le thé et les boissons gazeuses, passent rapidement dans le sang. Après avoir fait courir des Chiens jusqu'à production d'une soif ardente, on a réussi à faire disparaître cette sensation chez eux en leur injectant de l'eau dans les veines. Au contraire, le simple passage d'une boisson dans la bouche ne calme pas la soif : on l'a montré expérimentalement sur un animal, dont on coupe l'œsophage en travers ; l'animal, véritable tonneau des Danaïdes, boit indéfiniment sans pouvoir se désaltérer.

La soif exagérée produit une souffrance plus grande que la faim, car elle énerve et finit par obséder et affoler.

La résistance au jeûne. — L'organisme ne peut résister longtemps à la privation complète d'aliments. Car non seulement les aliments lui sont nécessaires pour réparer les pertes subies, mais ils sont pour la machine humaine ce que le charbon est pour la machine à vapeur : ils lui donnent l'énergie dont elle a besoin pour produire du travail. Aussi les hommes et les animaux qui ont une grande activité ne peuvent-ils résister longtemps au jeûne complet. Le Cobaye, par exemple, ne résiste pas plus de 6 jours ; un Chien peut résister 30 jours ; on admet que l'homme peut supporter l'abstinence pendant 20 jours, mais ce temps est abrégé ou accru suivant les circonstances. Au contraire, les animaux qui dorment pendant tout l'hiver, comme la Marmotte et le Hérisson, ne prennent pas de nourriture pendant tout ce temps ; c'est que leur vie est ralentie et qu'ils usent peu. On explique de même la longue durée du jeûne chez certains malades nerveux et aussi chez les fakirs indiens qui demeurent ensevelis pendant plusieurs mois sans prendre de nourriture.

Le physiologiste Claude Bernard a montré que les animaux à sang froid, les Crapauds par exemple, peuvent vivre pendant plusieurs années enfermés dans un bloc de plâtre et privés par conséquent de tout aliment.

Le premier effet du jeûne est l'amaigrissement : c'est d'abord la graisse qui disparaît complètement, puis le foie et les muscles. Le cœur et le système nerveux ne perdent presque rien, et c'est à cause de cela que la vie persiste ; mais dès que la déchéance les atteint, l'animal meurt.

Principaux aliments. — L'aliment le plus utile serait évidemment celui dont la composition se rapprocherait le plus de celle de notre organisme. Or, en étudiant la composition du corps humain, on y trouve : de l'eau, des sels minéraux (carbonates, phosphates, sulfates, chlorures de sodium, de potassium, de calcium, etc.), des sucres, des graisses, des matières albuminoïdes, etc. L'aliment parfait devrait donc contenir tous les éléments de ces substances. En réalité, il n'existe pas, et c'est par le mélange des divers aliments, tels qu'ils existent dans la nature, que l'on peut fournir à tous les organes les éléments réparateurs dont ils ont besoin.

Les principaux aliments peuvent être rangés en quatre groupes :

1° Les aliments minéraux, dont les plus importants sont l'eau, le sel ordinaire, les sels calcaires et le fer.

L'eau entre pour les 2/3 dans la composition du corps. Elle est de toute nécessité pour la formation des liquides de l'organisme.

Le sel ou *chlorure de sodium* est indispensable à la nutrition des organes et au bon fonctionnement de l'estomac : on ne saurait s'en priver sans causer des troubles dans l'organisme. D'autre part, on le sait, les éleveurs placent dans les étables des blocs de sel que les animaux lèchent avec avidité. Le sel semble exciter leur appétit et leur donne en même temps plus de vigueur et un certain embonpoint.

Les *sels calcaires* (phosphate et carbonate de calcium) sont surtout nécessaires à l'enfant, au moment de la formation des os.

Le *fer* entre dans la composition du sang.

2° Les aliments hydrocarbonés : féculents et sucres. — Ils sont essentiellement formés d'hydrogène, d'oxygène et de carbone, et peuvent être considérés comme une combinaison d'eau et de carbone : d'où leur nom. Ce sont surtout des producteurs de force et de chaleur.

Les *féculents* ont la composition chimique de l'amidon ou de la fécule qu'on trouve en abondance dans le Blé et la Pomme de Terre.

Les *sucres* comprennent : le sucre ordinaire ou *saccharose,* qu'on extrait de la Betterave ou de la Canne à sucre, et le sucre du raisin et des fruits ou *glucose*.

3° **Les graisses.** — Elles sont aussi formées d'hydrogène, d'oxygène et de carbone. Elles se présentent sous forme de graisse, de beurre ou d'huile et résultent du mélange de plusieurs substances telles que la *stéarine*, la *margarine* et l'*oléine*, qui sont des combinaisons d'un acide avec la glycérine. Elles se rencontrent chez les animaux et les végétaux.

4° **Les aliments azotés ou albuminoïdes.** — Ces aliments, dont le type est le blanc d'œuf ou *albumine*, contiennent du carbone, de l'oxygène, de l'hydrogène et de l'azote, et comme éléments accessoires : du soufre, du phosphore et de la lécithine. Ils servent surtout à réparer l'usure de nos tissus. Parmi ceux qui sont d'origine animale, citons la *myosine* de la viande, le blanc d'œuf, la *caséine* du lait, la *gélatine* des os. Parmi ceux d'origine végétale : le *gluten* du Blé, la *légumine* des Haricots et des Pois.

L'alimentation doit être variée. — Aucun des aliments simples que nous venons d'énumérer, pris seul, ne peut entretenir la vie. Un Chien, par exemple, nourri exclusivement avec de la viande, succombe au bout de trois mois ; mis au régime exclusif de féculents ou de corps gras, il meurt au bout d'un mois. *Une alimentation variée est donc nécessaire.*

D'ailleurs les aliments ordinaires résultent toujours du mélange d'aliments simples. Ainsi le pain est composé de gluten (matière albuminoïde), d'amidon (matière féculente) et de phosphate et de carbonate de calcium (matières minérales).

Certains aliments ont été appelés *complets*, parce qu'ils contiennent divers aliments simples dans une heureuse proportion. Mais au sens rigoureux, on peut dire qu'il n'y a pas d'aliments complets, sauf le lait, qui contient à la fois de la caséine (albuminoïde), du sucre (hydrate de carbone), de la crème (graisse), des sels et de l'eau. Aussi bien le lait est pour les jeunes enfants l'unique aliment ; de même l'œuf pour le petit Oiseau qui se développe à l'intérieur de la coquille. L'œuf, en effet, est composé du jaune (graisse et lécithine) et du blanc (albuminoïde). Voici d'ailleurs un tableau qui donne en nombres ronds la composition de quelques aliments :

	LAIT	ŒUFS	VIANDE	PAIN
Eau	87	71	77	40
Albuminoïdes. . . .	4	16	20	8
Graisses	4	12	2	1
Hydrates de carbone.	4	traces	traces	50
Sels	1	1	1	1

Ce tableau montre que le pain contient peu de graisses, que la viande et les œufs ne renferment pas assez d'hydrates de carbone. D'où la nécessité d'associer les aliments : pain et viande, pain et œufs, etc.

Il existe cependant des animaux exclusivement herbivores ou exclusivement carnivores. Mais l'homme ne peut se soumettre aux régimes extrêmes, végétarien ou carnivore, sans s'exposer à de graves inconvénients.

Nous ne devons pas oublier que l'alimentation nous fait une seconde nature, car elle modifie lentement nos organes, forme petit à petit nos tempéraments, règle notre santé, et de génération en génération, finit, en accumulant ses effets, par créer des races vigoureuses ou débiles.

Régime carné et régime végétarien. — Un habitant de Paris emprunte à la chair des animaux environ 40 % des albuminoïdes qui lui sont journellement nécessaires, tandis que certains habitants des campagnes mangent peu de viande et composent surtout leur nourriture de féculents. On dit volontiers que les premiers ont un régime carné et les seconds un régime végétarien.

Une alimentation trop *carnée* présente des dangers, Sans

aller jusqu'à dire qu'elle est un vestige de notre primitive barbarie, qu'elle porte à la brutalité et qu'elle développe le corps aux dépens de l'esprit qu'elle épaissit, on peut dire avec assez de raison qu'elle est une source de toxines, qu'elle irrite les centres nerveux, qu'elle charge l'organisme de déchets azotés qui congestionnent le foie, la tête et les reins, et conduisent à la goutte, ou tout au moins à l'arthritisme. On dit encore qu'une exagération du régime carné prédispose à l'artériosclérose, aux maladies cardiaques et à l'apoplexie. Tout cela est vrai, mais seulement pour ceux qui abusent de la viande. A dose modérée, au contraire, la viande est un excellent aliment, facilement assimilé et qui excite le fonctionnement vital.

Alors que l'homme aisé, par habitude ou par luxe mal entendu, méprise les aliments végétaux moins recherchés, le pauvre compose sa nourriture de légumes, de fruits et de pain : il est *végétarien*. La vérité est qu'on peut vivre sans viande et qu'on ne saurait se priver d'aliments végétaux, car ils apportent à l'organisme des alcalis qui neutralisent les acides ; or, dès que l'alcalinité du sang diminue, les fonctions languissent et l'état pathologique s'établit.

Il faut ajouter que si les légumes, en fournissant un résidu considérable, ont l'inconvénient de développer l'abdomen, ils ont aussi un avantage : c'est de régulariser les garde-robes et de combattre la constipation en excitant les mouvements de l'intestin.

Les arguments en faveur du régime végétarien sont nombreux. En voici un d'ordre sentimental : beaucoup de végétariens excluent la chair de leur alimentation par horreur du sang ; il leur répugne de provoquer la souffrance et la mort des bêtes.

D'autres arguments sont plus probants : c'est d'abord ce fait qu'il existe des millions d'êtres humains vivant exclusivement de ce régime, ou tout au moins ne mangeant de la viande que rarement. D'autre part, il est démontré que les aliments hydrocarbonés (féculents et sucres) permettent à l'homme et aux animaux de faire un travail musculaire

considérable, car si la viande fournit à la machine l'azote
dont elle a besoin pour réparer ses organes, les aliments
hydrocarbonés, eux, sont les combustibles avec lesquels
elle produit le travail. Un fait qui a aussi son importance,
c'est le dégoût du végétarien pour l'alcool.

Enfin, il faut dire qu'ordinairement les végétariens interdisent seulement la viande ; le lait, le beurre, le fromage et
les œufs, quoique d'origine animale, font partie de leurs
menus. Or, s'il est certain que la viande est riche en azote,
utile à la réparation des organes, il est non moins certain
que le fromage en contient souvent davantage ; certains légumes, comme les lentilles et les pois, sont aussi très azotés.
En somme, les végétariens peuvent obtenir l'azote à meilleur
compte que les carnivores.

Voici, d'après le tableau de M. Alquier, la teneur pour 100
en matières albuminoïdes de quelques aliments :

Origine animale		Origine végétale	
Fromage de Gruyère.	31,60	Lentilles. . . .	24,28
Jarret de Veau. . .	19,52	Pois secs . . .	21,83
Aloyau de Bœuf . .	18,82	Haricots secs . . .	20,77
Gigot de Mouton . .	17,13	Macaroni . . .	12,45
Côtelette de Porc . .	15,79	Riz décortiqué. . .	8,56
Œuf de Poule . . .	14,37	Pain blanc	8,26
Lait de Vache. . .	3,38	Épinards.	3,15

On voit que les légumes secs contiennent plus de matières
albuminoïdes que la viande.

Voici d'autre part, d'après le tableau de MM. Lapicque et
Richet, la teneur par kilogramme en hydrates de carbone et
en graisses de quelques aliments :

	Hydrates de carbone	Graisses
Lait	40 grammes. .	45 grammes.
Jaune d'œuf.	8,5	. . 320
Viande de bœuf (maigre). .	4	. . 15
Blanc d'œuf.	2,6	. . 10
Riz	834	. . 8
Lentilles.	559	. . 24
Haricots.	499	. . 19,5
Pain	470	. . »
Pomme de terre . . .	173	. . 1,5

On voit que les végétaux sont surtout des fournisseurs d'hydrates de carbone, tandis que les graisses sont plus abondantes dans les aliments d'origine animale.

En étudiant la digestibilité des principaux composants nutritifs des aliments, on est arrivé aux résultats suivants. Sur 100 grammes de principes ingérés, une personne soumise au régime mixte en digère :

	DANS LES ALIMENTS D'ORIGINE ANIMALE	DANS LES ALIMENTS D'ORIGINE VÉGÉTALE
Matières azotées	97 grammes . .	84 grammes .
— grasses . . .	95 — . .	90 —
— hydrocarbonées .	98 — . . .	97 —

Ces chiffres montrent que les aliments d'origine animale sont plus digestibles, surtout la matière azotée, que les aliments d'origine végétale.

On dit souvent que les végétariens satisfont à ce principe de morale et d'hygiène : « Il faut manger pour vivre et non vivre pour manger. »

Cela ne les empêche pas d'établir des menus fort acceptables, même pour les gourmets. Voici d'ailleurs le menu du déjeuner offert à l'un des derniers Congrès végétariens : radis et beurre, petits pois à la française, œufs brouillés aux champignons, asperges en branches, salade de laitue, soufflé de céravène (farine d'avoine), fraises à la crème, fruits variés, café de malt.

En résumé, on peut vivre sain et vigoureux en ne mangeant pas ou presque pas de viande, et se nourrissant seulement de légumes, de fruits et de pain.

Le régime alimentaire et le genre de vie. — Le régime alimentaire doit être en rapport avec le genre de vie. Il est évident qu'il ne peut être le même pour l'intellectuel qui, dans l'immobilité et dans l'air confiné, travaille avec son *cerveau*, et pour l'homme de plein air, qui travaille avec ses *muscles*. Ces organes différents, cerveau et muscles, qui travaillent et qui s'usent, exigent des matériaux de réparation différents.

Pour savoir l'alimentation qui convient au producteur de pensée ou au producteur de mouvement, observons ce qui se passe dans le règne animal : d'une part, une alimentation végétale suffit aux animaux, comme les Bœufs et les Chevaux, dont on exige un travail musculaire considérable ; d'autre part, les carnivores se distinguent par une puissance nerveuse considérable et par l'effort rapide dont ils sont capables. Cet effort intense et de courte durée ressemble à de l'activité cérébrale.

Donc le régime végétarien semble convenir au travailleur musculaire, et le régime carné, sans excès, sera de préférence celui de l'intellectuel. Il est bon d'ajouter que le travailleur intellectuel, usant peu, devra manger peu s'il veut éviter l'arthritisme et le nervosisme. Peut-être aussi agira-t-il prudemment en supprimant la viande de son repas du soir : sa digestion sera plus facile et son sommeil meilleur.

La ration alimentaire des individus et des familles. — La quantité d'aliments que nous devons consommer en une journée pour compenser les pertes subies par l'organisme a reçu le nom de *ration d'entretien*. L'expérience a montré que cette ration peut être composée de la façon suivante :

Eau	2 800 grammes
Albumine	120 —
Graisse	90 —
Hydrates de carbone	330 —

Lorsque la ration tombe au-dessous de ces chiffres, la faim se fait sentir, l'amaigrissement survient, l'organisme débilité se laisse facilement envahir par les maladies. C'est pourquoi, dans les cas d'épidémie, les populations pauvres sont frappées les premières et présentent la plus grande mortalité.

Au contraire, si l'on augmente la ration dans de fortes proportions, le poids du corps augmente et l'organisme acquiert plus de vigueur : c'est ce qu'on appelle faire de la *suralimentation*.

La ration alimentaire varie nécessairement d'un individu à l'autre. Par exemple, chez l'enfant qui grandit, les aliments doivent jouer un double rôle : réparer les pertes et servir à l'accroissement du corps. Il est donc un âge où l'on doit manger beaucoup parce qu'il faut fournir à des besoins exceptionnels de croissance : c'est celui de l'adolescence, de 16 à 20 ans chez l'homme, de 13 à 18 ans chez la femme. De même, l'ouvrier qui travaille doit manger davantage qu'étant au repos.

C'est à déterminer ces différentes rations que les chimistes et les physiologistes se sont appliqués depuis quelques années. Depuis plus de 25 ans, le physiologiste américain Atwater fait des expériences afin d'arriver à fixer le régime alimentaire le meilleur et le plus économique pour les différents individus, considérés isolément, ou par familles, ou par collectivités telles que collèges, hospices, etc.

Voici sur quelles bases ce biologiste a établi ses recherches :

1° L'alimentation consiste dans les matériaux qui, introduits dans le corps, constituent et réparent les tissus ou engendrent l'énergie ;

2° L'aliment le plus *favorable*, c'est-à-dire le plus sain, est celui qui est le mieux approprié aux exigences de l'organisme ;

3° L'aliment le plus *économique*, le meilleur marché, est celui qui fournit à l'organisme, avec la moindre dépense, la somme la plus élevée de principes nutritifs ,

4° L'aliment préférable à tous est celui qui est à la fois le plus *nutritif* et le moins *coûteux*.

Les recherches d'Atwater ont porté sur plus de 4 000 denrées alimentaires d'origine animale et végétale et sur 4 300 individus, hommes, femmes et enfants, d'âge, de profession et d'état social divers. Les résultats obtenus ont été contrôlés par divers observateurs et sont adoptés par les savants et les économistes qui font autorité dans les questions d'alimentation publique.

Parmi les résultats obtenus, citons le cas d'une famille d'ouvriers américains, composée du père, de la mère et d'un certain nombre d'enfants d'âges et de sexes différents. Prenant comme *unité* la quantité d'aliments nécessaire à l'entretien d'un h omme adulte, de poids moyen, se livrant à un travail modéré, on en déduit les chiffres suivants :

	QUANTITÉ D'ALIMENTS
Homme au travail modéré	1
— — — intense	1,2
— — — très modéré	0,9
Garçons de 15 à 16 ans	0,9
Homme au repos, sédentaire	0,8
Femme au travail modéré	0,8
Garçons de 13 à 14 ans	0,8
Jeunes filles de 15 à 16 ans	0,8
Garçons de 12 ans	0,7
Fillettes de 13 à 14 ans	0,7
Enfants de 6 à 9 ans	0,5

On comprend l'intérêt de ces chiffres pour les classes laborieuses, les établissements d'enseignement et d'assistance et enfin pour l'alimentation de l'armée.

La science a encore beaucoup à faire pour déterminer les différentes rations citées plus haut. On sait nourrir rationnellement un Bœuf, une Vache, un Cheval, un Mouton et leur faire produire le maximum de viande, de lait, de travail ou de laine ; on sait moins bien nourrir un homme. C'est que le problème est plus complexe, car il faut compter avec les races, les climats, les tempéraments, les métiers, et surtout avec les traditions et les sentiments dont vit l'espèce humaine.

De la nécessité de peser les aliments et du gaspillage de la nourriture. — Il est facile de comprendre que le poids de la ration sera difficile à établir si l'on ne connaît le poids des aliments et aussi le poids des parties comestibles de ces aliments. Or, si la ménagère est renseignée sur le prix du poulet, de la tête de chou-fleur, de la botte de carottes et de la douzaine d'œufs, elle ignore le poids de ces matières. Même chez le boucher elle ne fait que rarement attention aux indications de la balance, tellement elle ne retient que le prix annoncé à la caisse. Comment, dans ces conditions, est-il possible de compter ? Comment la ménagère peut-elle savoir si elle retire tout le profit désirable de ses dépenses de table ? Et pourtant, quelles économies elle réaliserait si elle surveillait mieux ses achats ! Le jour où le public saura comprendre que l'on ne peut, sans inconvénient pour sa bourse et pour sa santé, ignorer le poids de ce que l'on mange, l'hygiène de l'alimentation aura fait un grand progrès.

De plus, les aliments tels que nous les achetons ne sont pas entièrement comestibles. La balance peut aussi nous renseigner sur les déchets laissés par les aliments lors de leur préparation. Ainsi le boucher, après avoir découpé le morceau demandé, le pèse à l'état brut, puis le pare, c'est-à-dire enlève les tendons (que l'on appelle vulgairement *nerfs*), les aponévroses et la graisse, et les os ajoutés (environ un cinquième de la pesée totale). Ces premiers déchets sont encore grossis par les déchets de table (os, nerfs, graisse). Il

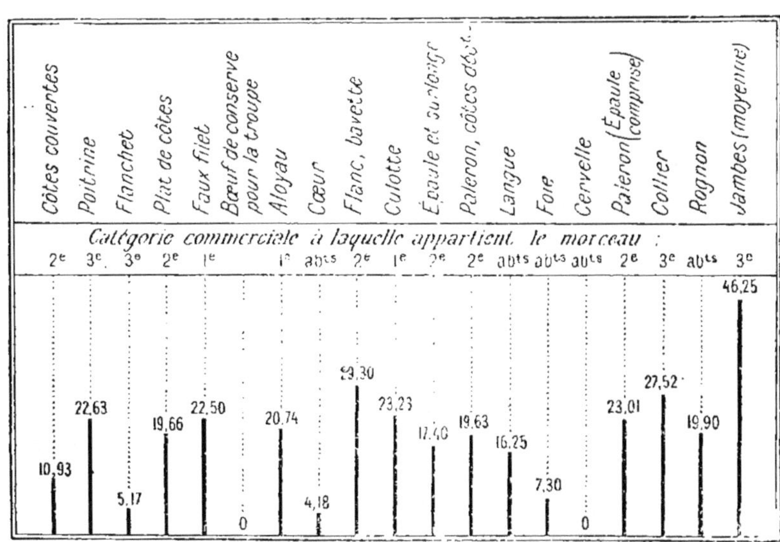

Fig. 1. — Déchets pour 100 des différents morceaux (3 catégories) et abats de la viande de Bœuf.

serait donc utile de connaître l'importance de ces déchets si l'on voulait tenir compte de ce que l'on paie sans en retirer le moindre profit. On aurait ainsi la preuve que souvent la préparation de l'aliment donne lieu à un fort gaspillage. Ce gaspillage prend d'autant plus d'importance que fréquemment les déchets sont laissés au boucher ou jetés dans la boîte aux ordures. Cette manière de procéder empêche d'abord

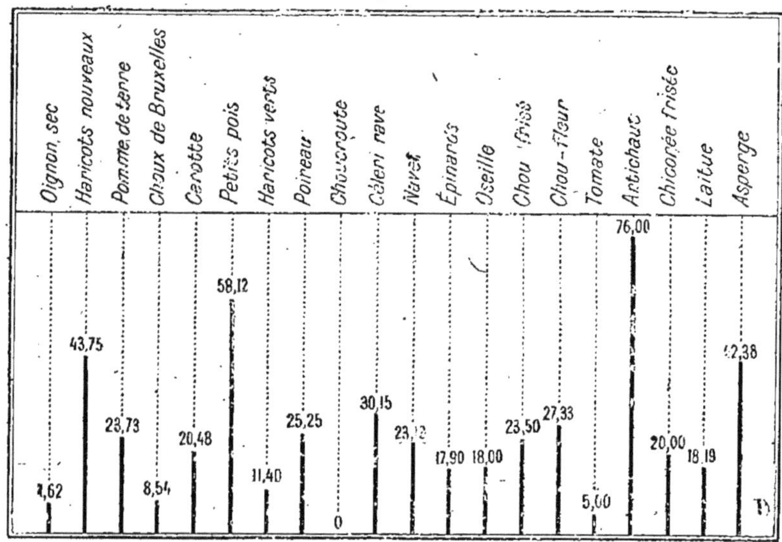

Fig. 2. — Déchets pour 100 des divers légumes et salades.

de vérifier chez soi le poids de viande facturé ; de plus ces déchets pourraient être avantageusement utilisés, soit pour faire la soupe, soit pour cuire les légumes.

Les deux graphiques ci-joints (*fig.* 1 et 2), empruntés à M. Alquier, montrent les déchets moyens laissés par les différents morceaux de Bœuf et par divers légumes.

Il est facile de montrer l'intérêt de ces chiffres au point de vue économique. Prenons un exemple : les déchets laissés par la Pomme de terre diffèrent suivant la variété et la grosseur du tubercule, mais s'écartent peu de 23,73 % ; s'ils atteignent 40 et même 50 %, comme cela arrive souvent à la caserne, c'est que l'épluchage a été mal fait et qu'il y a eu gaspillage de la nourriture.

Choix des aliments. — Il importe de prendre des aliments *faciles à digérer* et d'avoir une *alimentation simple*. Plus l'homme se civilise et plus sa nourriture se complique. La preuve en est dans les menus que nous imposent les cuisiniers modernes. « Dis-moi ce que tu manges, je te dirai ce que tu es », dit le vieil adage qui est toujours vrai.

Il ne suffit pas qu'un aliment soit substantiel, il faut encore qu'il soit *digestif*. Le meilleur aliment est celui qu'on digère le mieux. Pour être digestif, un aliment doit plaire au goût, car l'odeur agréable d'un mets ouvre l'appétit, excite la sécrétion du suc gastrique et celle de la salive, alors que la simple vue d'un aliment déplaisant peut donner la nausée. Le choix des mets et la manière de les préparer ont donc leur importance. Certains aliments réputés *lourds* peuvent être digérés facilement par un estomac qui ne pourra pas supporter d'autres aliments réputés *légers*. Ordinairement on digère facilement ce que l'on aime ou ce qui flatte le goût ; on digère mal, au contraire, un mets répugnant et qui, malgré sa composition chimique peut-être excellente, ne sera pas assimilé. L'organisme a ses exigences qui varient avec le tempérament des individus. Il faut, comme on dit, bien se connaître pour se bien porter.

L'alimentation *simple*, c'est-à-dire l'alimentation de famille, est celle qui nous convient le mieux. Le « dîner en ville » qui ne nous ménage ni le nombre des plats, ni les mets difficiles à digérer, ni les sauces excentriques, est déplorable au point de vue hygiénique. Sans doute une dérogation isolée à la simplicité du régime n'est pas dangereuse, mais si elle se répète fréquemment l'estomac se fatigue, et bientôt il sera forcé de renoncer aux plats savants et aux sauces multicolores pour revenir à l'œuf à la coque, à la côtelette et aux petits pois.

Si l'alimentation doit être simple, elle ne doit pas être

monotone. et une bonne ménagère doit apporter un grand soin au choix, à la cuisson et au dressage des plats.

On a d'ailleurs constaté que plusieurs maladies graves étaient provoquées par l'absence dans le régime de certaines substances, qui agissent du reste à faible dose et que l'on a désignées sous le nom de *vitamines*. Les unes se trouvent dans le lait, la partie extérieure des graines: ainsi dans les pays où l'on consomme beaucoup de riz les personnes qui prennent du riz *glacé* sont atteintes de la maladie du béribéri à laquelle échappent celles qui consomment le grain entier. D'autres vitamines se trouvent dans des graisses : le beurre, la graisse de bœuf, le jaune d'œuf, mais elles manquent dans le saindoux et les huiles végétales. Leur absence totale amène de sérieux troubles oculaires et même la cécité. Il est donc d'une bonne hygiène d'avoir une alimentation très variée afin d'y assurer la présence de tous les produits nécessaires à l'organisme.

RÉSUMÉ

L'alimentation.—Les aliments sont destinés à réparer les pertes subies par l'organisme. La nécessité de prendre des aliments se manifeste par la *faim* et la *soif*. L'organisme ne peut résister au jeûne.

Les principaux aliments peuvent être rangés en 4 groupes :

1. *Aliments minéraux* :	Eau, sel, phosphate et carbonate de calcium, fer.
2. *Aliments hydrocarbonés* [C, O, H] :	1. Féculents : amidon, fécule. Pomme de terre. Blé. 2. Sucres : glucose, saccharose.
3. *Graisses* [C, O, $\bar{\text{H}}$] :	· Graisses, huiles, beurres.
4. *Aliments azotés* ou albuminoïdes [C, O, H, Az] :	Albumine de la viande, du blanc d'œuf. Caséine du lait. Gluten du Blé.

L'alimentation doit être *variée*, c'est-à-dire formée d'un mélange des divers aliments. Certains aliments sont complets : lait, œuf.

On ne peut, sans danger, supporter des régimes *carné* ou *végétarien* trop exclusifs.

Le régime alimentaire doit être en rapport avec le genre de vie.

Ration alimentaire. — La *ration d'entretien* est la quantité d'aliments que nous devons consommer en une journée pour compenser les pertes de l'organisme. Si cette ration diminue, l'organisme se débilite ; si elle augmente, on fait de la *suralimentation* et le poids du corps augmente. La ration alimentaire varie avec les individus, avec l'âge, le sexe, le travail, etc.

Il importe aussi de prendre des aliments *faciles à digérer* et d'avoir une *alimentation simple*.

CHAPITRE II

LES ALIMENTS USUELS

ORIGINES ; FALSIFICATIONS ET INTOXICATIONS ; PARASITES.

> *« La faim est un des plus puissants*
> *excitants de l'activité humaine. »*

Les sources principales des aliments. — L'une des plus
grandes préoccupations de l'homme est la recherche de ses
aliments ; la faim semble être le plus puissant excitant de
l'activité humaine.

Le sauvage se nourrit grâce à la chasse, à la pêche et à la
cueillette. De bonne heure l'homme primitif a cherché à plier
la nature à ses besoins : il *domestique* des animaux herbivores qui lui procurent une nourriture abondante et variée ;
il élève des troupeaux et devient *pasteur*. C'est une première
étape dans la voie du progrès.

Mais pour trouver sa nourriture dans la forêt, comme
pour procurer de nouveaux herbages à ses troupeaux,
l'homme doit se déplacer ; il est forcément nomade. C'est
un peu plus tard seulement qu'une seconde étape va être
atteinte, quand il *cultivera* le Blé et *élèvera* des animaux qui
seront ses auxiliaires dans le travail de la térre ; il deviendra
agriculteur. Dès lors les végétaux cultivés et les animaux
domestiques remplacent peu à peu les produits de la chasse
et de la pêche, et les tribus nomades deviennent sédentaires.

C'est alors une lutte de tous les instants contre la nature :
l'homme, en effet, défriche les forêts, dessèche les marais,

endigue les fleuves et, par un labeur incessant, ensemence le sol et entretient sa fertilité ; et pour augmenter le rendement de son travail, il choisit les graines qu'il confie au sol, perfectionne par la greffe et des soins multiples les arbres et les plantes nutritives, afin d'obtenir les fruits les plus gros et les plus savoureux. Enfin, pour conserver au sol sa fertilité, il a fallu non seulement le défendre contre les « mauvaises herbes », mais encore l'étudier méthodiquement par l'analyse chimique et le traiter par les engrais. C'est à ce prix que l'agriculture subvient aux besoins alimentaires de l'humanité.

Quand on pense aux progrès étonnants faits par la chimie, il n'est pas invraisemblable de croire qu'un jour cette science saura fabriquer tous les aliments nécessaires à l'organisme. Déjà elle sait faire, de toutes pièces, les graisses et les sucres. Mais en attendant ce jour encore lointain où les usines succéderont aux fermes et les ingénieurs-chimistes aux laboureurs, il faut reconnaître que les principales sources de nos aliments se trouvent chez les êtres vivants, bêtes et plantes.

La vie de l'homme est donc étroitement liée à celle des végétaux et des animaux. On peut même dire que la forme de chaque civilisation dépend en grande partie des productions naturelles du pays où elle s'établit : l'Égypte, par exemple, n'aurait pas été l'Égypte sans la richesse agricole qui en avait fait le grenier de l'Orient ; la société de l'Inde ne s'expliquerait pas sans le riz, qui nourrit l'homme à peu de frais.

Les aliments usuels peuvent être classés selon leur origine : *minérale, végétale, animale.*

§ 1. — Aliments d'origine minérale.

Les principaux aliments d'origine minérale sont l'*eau* et le *sel*. Nous nous occuperons seulement ici du sel, l'eau étant étudiée plus loin, à propos des boissons.

Le sel. — Le sel, nous l'avons vu, est indispensable à l'ali-

mentation de l'homme ; on l'a mis sur le même rang que le
pain en disant « offrir le pain et le sel » pour faire allusion
à l'hospitalité que l'on accorde.

Le besoin de sel est si impérieux que le sauvage de l'in·
térieur des terres est obligé, en Afrique par exemple, de

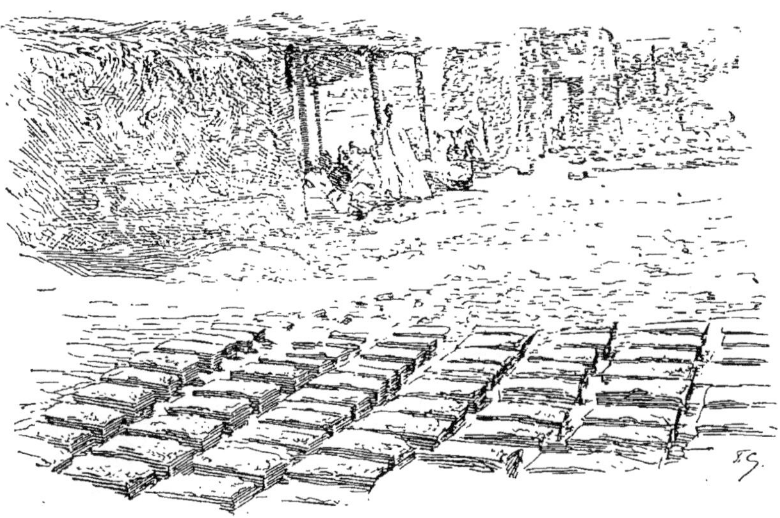

Fig. 3. — Un marché de sel à Tombouctou.

franchir des distances souvent considérables pour venir s'approvisionner de sel à la côte ; c'est là que les Européens
l'attendent pour troquer, contre des produits précieux, du sel
et d'autres marchandises.

En France, le sel, produit de première nécessité, a toujours
été une source de revenus pour l'État, et si l'impôt des
gabelles a perdu son nom, il n'a pas disparu, car il rapporte
encore 32 millions de francs par an.

Le sel existe dans les profondeurs du sol ; mais ce sont
les eaux de la mer qui constituent le grand et inépuisable
réservoir de sel. L'eau de mer, en effet, en renferme environ
30 grammes par litre. Aussi, dans un but de fiscalité, inter-

dit-on aux habitants des côtes de puiser de l'eau dans la mer pour l'emporter chez eux.

Au point de vue chimique, le sel est du chlorure de sodium. Pur, il est incolore et cristallise en beaux cubes.

Sur les bords de la mer on extrait le sel en faisant évapo-

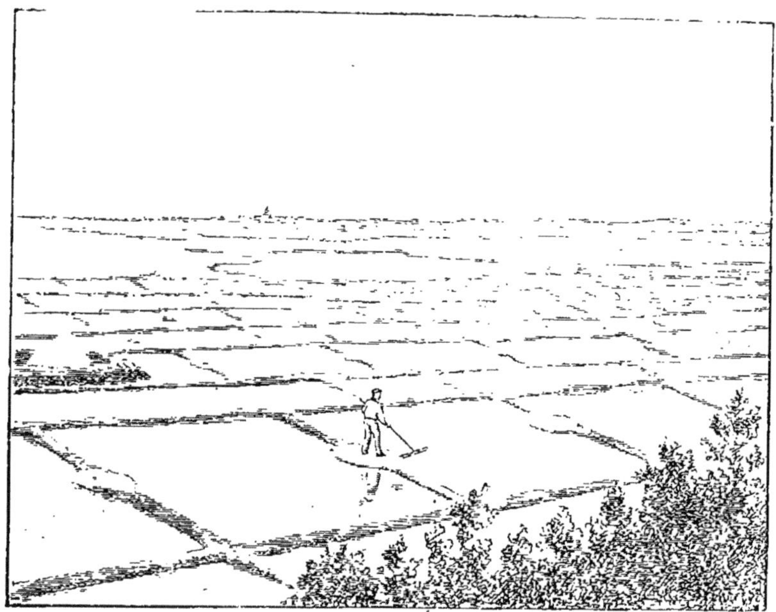

Fig. 4. — Marais salants.

rer l'eau de mer dans de vastes bassins peu profonds, appelés *marais salants* (*fig.* 4). C'est dans ces réservoirs que le sel cristallise ; des ouvriers viennent le recueillir à l'aide d'un râteau de bois à long manche.

Le sel qui est dans la terre forme des amas considérables situés entre des couches imperméables d'argile ou de marne. Il a la même origine que le sel marin, car il provient de l'évaporation des mers anciennes. Les plus importants gisements sont ceux de Varangeville, de Dieuze, de Vic, en Lorraine ; de Salins et de Lons-le-Saulnier, dans le Jura ; de Cardona en Espagne et de Wieliczka en Pologne.

La consommation du sel par habitant, à Paris, est en moyenne de 4ᵏᵍ, 500 par an ; mais elle est plus élevée dans les campagnes, où l'alimentation est surtout végétale. De nombreuses observations montrent, en effet, que l'alimentation végétale exige une consommation de sel plus considérable que le régime carné ; ainsi les tribus pastorales qui se nourrissent du lait et de la viande de leurs troupeaux ne le recherchent aucunement. De même, parmi les animaux, les herbivores le recherchent, tandis que les carnassiers n'ont pour lui que de l'indifférence.

§.2. — Aliments d'origine végétale.

Les aliments d'origine végétale sont nombreux. Nous citerons seulement les plus usuels : le *pain*, les *légumes*, les *fruits*, les *champignons*, les *condiments* ou *épices*.

Le pain. — Le *pain*, qui est la base alimentaire des pays civilisés, est fabriqué avec le Blé. En France surtout, et en particulier dans les campagnes, la consommation du pain est considérable.

On peut vivre uniquement de pain, car il contient les matières nécessaires à l'organisme, tandis qu'on ne peut vivre exclusivement de viande. Mais il faut manger beaucoup de pain et par suite imposer une lourde charge à l'estomac pour obtenir l'équivalent nutritif d'un morceau de viande. Aussi, comprend-on que les estomacs un peu délicats s'abstiennent de la ration ordinaire de pain.

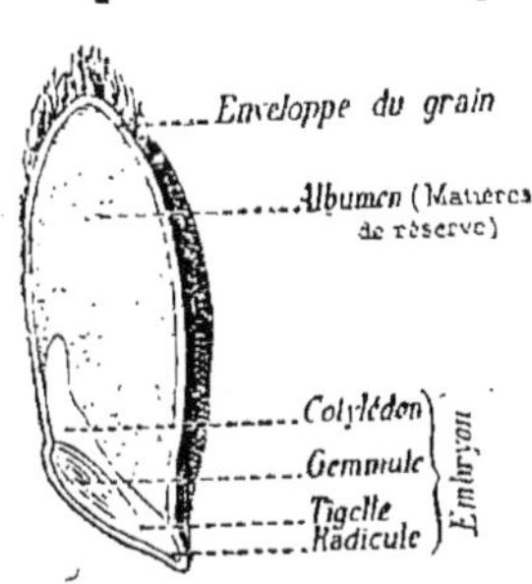

Fig. 5. — Grain de Blé.

Le grain de Blé (*fig.* 5) est formé de deux parties : l'*embryon*, qui est de nature albuminoïde, et l'*albumen*, qui est une réserve nutritive renfermant surtout de l'amidon. En écrasant le grain de Blé, on obtient de la *farine* avec l'albumen et l'embryon, et du *son* avec les débris de l'enveloppe du grain. On sépare la farine du son à l'aide de tamis spéciaux.

Les blés à grains *tendres* sont les plus cultivés en France et les plus estimés pour la préparation des farines ; au contraire, d'autres blés, cultivés dans les pays chauds, ont des grains *durs*, riches en gluten et particulièrement recherchés pour fabriquer le vermicelle, le macaroni et autres pâtes alimentaires.

Panification. — Pour fabriquer le pain, on pétrit la farine avec de l'eau, du sel et un peu de *levain*. Le levain est de la pâte préparée antérieurement et dans laquelle un Champignon, la Levure, a produit une fermentation qui donne au levain une saveur aigre. Par l'action de cette Levure, une partie de l'amidon de la farine subit la fermentation alcoolique et donne des traces d'alcool et du gaz carbonique. Ce gaz carbonique se dégage sous forme de bulles qui restent emprisonnées dans la pâte, la distendent, et, comme on dit, la font *lever*. Puis, sous l'influence de la chaleur de la cuisson, ces bulles se dilatent, forment les *yeux* du pain, qui devient ainsi poreux et, par suite, plus digestible.

Cuisson. — La pâte subit ensuite la cuisson dans un four dont la température est de 250°, mais au centre du pain, dans la mie, la température est à peine de 70°. La croûte, ayant été portée à une température plus élevée, contient moins d'eau que la mie ; elle renferme aussi plus de matières azotées : elle est donc plus nutritive. La cuisson a eu aussi pour effet de *stériliser* le pain, c'est-à-dire de détruire les Levures et les microbes contenus dans la farine et dans l'eau.

Bon et mauvais pain. — Un pain de bonne qualité ne doit pas contenir plus de 35 % d'eau. Insuffisamment cuit, il en renferme davantage : il est alors mauvais, car il est moins digestible, parce qu'étant pâteux il se laisse difficilement pénétrer par les sucs digestifs, et moins nutritif, parce qu'il contient trop d'eau. Il peut alors causer de véritables indigestions, surtout quand il est chaud. On le reconnaît facilement, car sa mie pâteuse colle aux doigts quand on l'écrase entre le pouce et l'index.

Le bon pain est léger; sa mie est élastique, elle ne colle pas aux doigts, et, légèrement comprimée, elle reprend lentement son volume; sa croûte est dorée, épaisse, cassante et bien adhérente à la mie; il ne contient pas de grumeaux blanchâtres et, dans la soupe, il absorbe le bouillon sans se délayer.

Pain complet. — On a beaucoup discuté dans ces dernières années sur le *pain complet*, c'est-à-dire contenant une partie du son. Ses défenseurs disent qu'en enlevant totalement le son on prive le pain d'une notable quantité de phosphates et d'azote. En réalité la différence entre le pain blanc et le pain complet est bien faible. Et, d'autre part, il faut tenir compte de ce fait que le pain blanc est mieux digéré, mieux assimilé, et que par suite le gain en azote est plus élevé avec le pain blanc qu'avec le pain complet.

Falsifications. — La farine du Blé est souvent falsifiée à l'aide de matières inoffensives, comme de la farine de Seigle, ou même des fécules bon marché; mais ce qui est plus grave, c'est qu'on utilise parfois des poudres minérales telles que la craie, le talc, le kaolin.

Des empoisonnements dus au plomb ont été parfois constatés. Ils étaient dus à ce que les boulangers chauffaient leur four avec des bois de démolition peints à la céruse. L'usage de ces bois doit donc être défendu.

Autres céréales. — A côté du Blé on peut citer d'autres céréales comme le Seigle, l'Avoine, le Maïs et le Riz.

Le *Seigle* donne une farine moins nutritive que le Blé. Mélangée à celle du Blé, elle sert à faire le *pain bis* ou *pain de ménage*, qui est savoureux et d'une odeur agréable. Mélangée avec du miel et des substances aromatiques, elle donne le *pain d'épice*.

L'*Avoine* donne une farine riche en matières albuminoïdes, mais dont le pain est peu digestible.

Le *Maïs* a une farine riche en matières grasses, mais la pâte qu'elle donne ne *lève* pas. On en fait des bouillies (*polenta*) ou des galettes (*gaudes*).

Le *Riz*, riche en matières féculentes, est un aliment d'une digestion facile. Il est la base de la nourriture des habitants de l'Extrême-Orient (Chine, Indo-Chine, Japon, etc.).

Les légumes. — Les légumes contiennent, en général, peu de matières albuminoïdes, mais ils sont riches en sels calcaires.

Ils sont consommés sous forme de *racines*, de *tiges*, de *feuilles* et de *graines*.

Racines. — Elles sont peu employées dans l'alimentation. Citons pourtant la Carotte, le Navet, le Salsifis, le Radis, et surtout le Manioc, qui fournit un aliment précieux dans les pays tropicaux et sert à fabriquer le tapioca.

Tiges. — Beaucoup de tiges consommées sont renflées sous forme de tubercules. Les plus importantes sont : la Pomme de Terre, le Topinambour, le Crosne, la Patate, l'Asperge.

La *Pomme de Terre* contient peu de matières azotées, mais elle est riche en fécule et constitue un aliment très sain, à condition qu'elle soit complétée par des substances albuminoïdes telles que du lait, de la viande. Elle renferme environ : 75 % d'eau, 20 % de fécule et 2 % de matières azotées. On estime qu'il faut environ 3 kilogrammes de Pommes de Terre cuites à l'eau pour donner l'équivalent des matières féculentes contenues dans 1 kilogramme de pain.

Les Pommes de Terre germées sont parfois la cause d'empoisonnement, car il se développe à ce moment une matière dont l'action peut être toxique.

Le *Topinambour* a des tubercules qui contiennent une

matière nutritive appelée *inuline*, dont la composition chimique est la même que celle de l'amidon.

La **Patate** (*fig*. 6) a de gros tubercules féculents comme la Pomme de Terre.

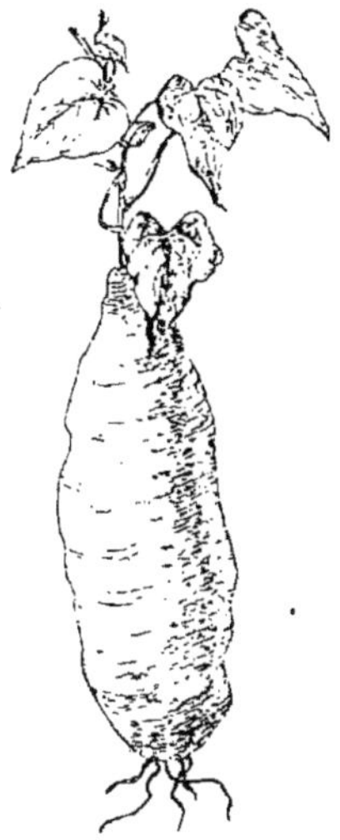

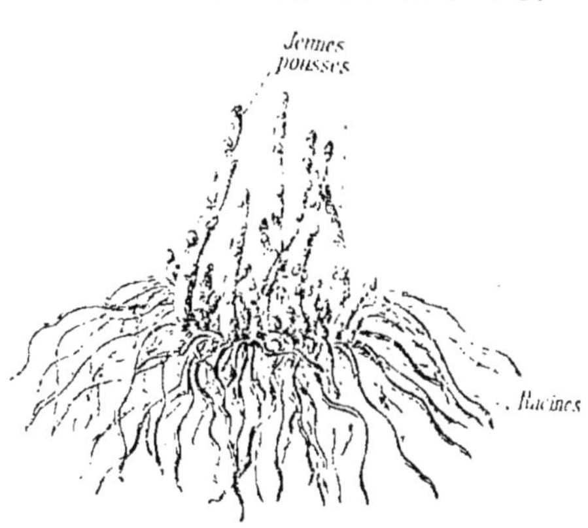

Fig. 7. — Asperge.

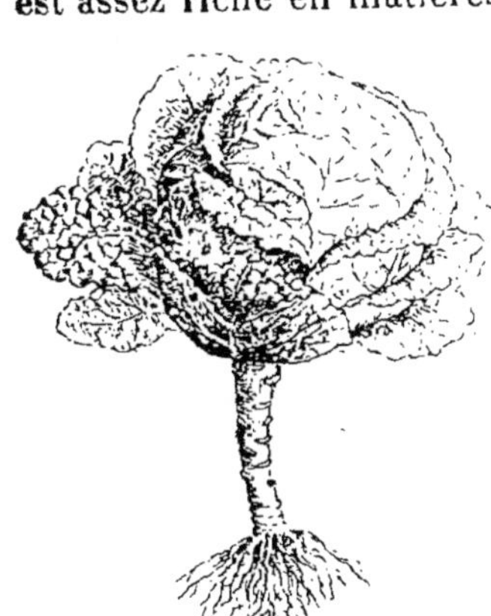

Fig. 6. — Patate.

L'**Asperge** (*fig*. 7), dont on mange le bourgeon terminal, est assez riche en matières azotées.

Feuilles. — Elles sont peu nutritives, car elles contiennent beaucoup d'eau et laissent beaucoup de résidus qui ne sont pas attaqués par les sucs digestifs. Les plus communément utilisées sont celles du Chou, de l'Oseille, de l'Épinard, des Salades, du Cresson, de l'Artichaut.

Le *Chou* tient le premier rang par son utilité. La partie nutritive est accumulée tantôt dans le bourgeon terminal (*Chou commun*, *fig*. 8), tantôt dans les bourgeons latéraux (*Chou de Bruxelles*, *fig*. 9), ou bien enfin

Fig. 8. — Chou commun.

dans l'inflorescence (*Chou-fleur*, fig. 10). Les feuilles de Chou coupées en fragments et mises dans un tonneau où elles fermentent donnent la *chou-croute*.

Les feuilles de l'*Oseille*, qui contiennent de l'oxalate de po-

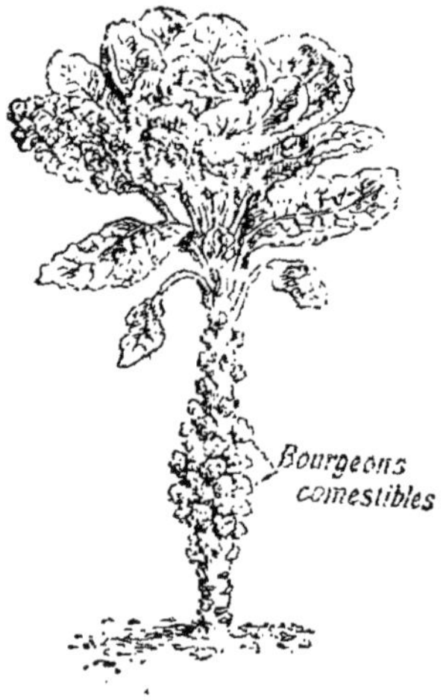

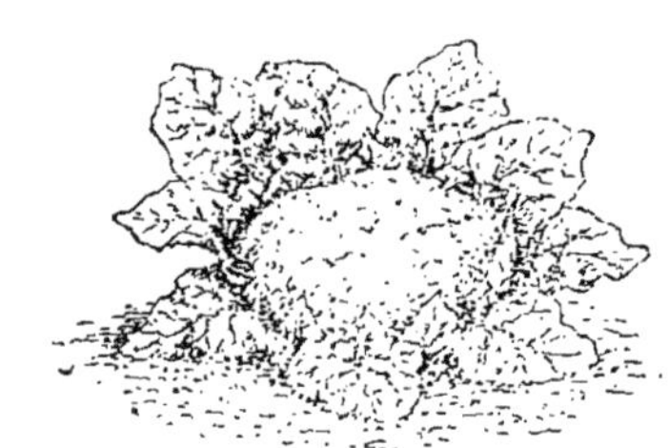

Fig. 9. — Chou de Bruxelles.

Fig. 10. — Chou-fleur.

tassium, et celles de l'*Épinard*, qui contiennent une certaine proportion de fer, sont mangées cuites. D'autres sont mangées crues, en salade ; ce sont : la *Laitue* ; la *Chicorée* avec ses nombreuses races, la *Chicorée sauvage*, dont les jeunes pousses développées dans l'obscurité fournissent la salade dite *Barbe-de-capucin*, et dont la racine torréfiée est souvent mélangée au Café, la *Scarole*, la *Chicorée frisée*, etc. ; le *Pissenlit* ; la *Mâche* ; le *Céleri*.

Le *Cresson*, qui pousse sur le bord des ruisseaux, a des propriétés stimulantes et dépuratives qui lui ont valu le nom de *santé du corps* sous lequel les marchands parisiens le crient dans les rues. Il contient de l'iode en quantité d'autant plus grande qu'il a poussé dans de l'eau plus vive. Aussi le Cresson de fontaine est-il plus recherché que celui qui pousse dans les eaux des Cressonnières artificielles.

Les feuilles de l'*Oignon*, de l'*Ail* et de l'*Échalote* renferment des matières nutritives, dont la principale est le sucre et une huile aromatique, sulfurée, âcre et irritante.

L'**Artichaut** est cultivé pour ses capitules (*fig.* 11 et 12), que l'on mange avant l'épanouissement des fleurs. Les feuilles que l'on détache une à une sont les bractées ; le *fond*, qui est la partie comestible, est le réceptacle renflé, gorgé de matières nutritives ; enfin, le *foin* que l'on rejette est composé de jeunes fleurs encore en boutons.

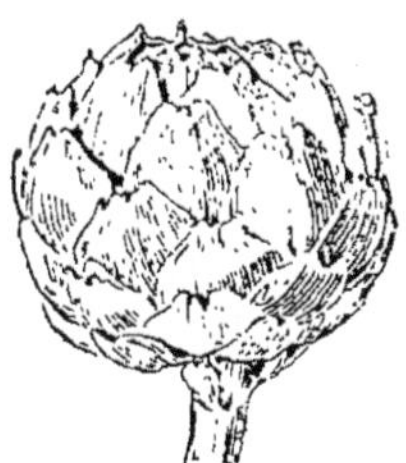

Fig. 11. — Capitule d'Artichaut non épanoui.

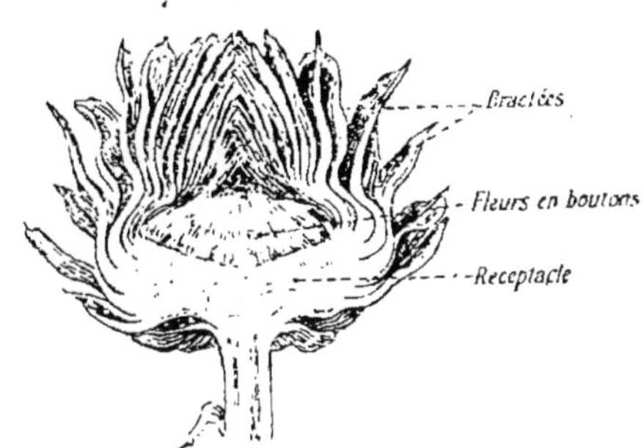

Fig. 12. — Capitule d'Artichaut coupé en long.

Graines. — Les graines de Haricot, de Pois, de Lentille et de Fève sont riches en matières albuminoïdes ; elles en contiennent souvent plus que la viande. Ce sont donc d'excellents aliments ; ils permettent aux habitants des campagnes, qui en font une grande consommation, de ne recourir que rarement à la viande.

Pour faciliter la digestion de ces graines, il est bon d'enlever leur enveloppe qui est indigeste ; c'est pourquoi on les mange en purée ou décortiquées.

Les fruits. — Les fruits sont nutritifs uniquement à cause du sucre qu'ils contiennent et qui est assimilé entièrement par l'organisme. D'autre part, en flattant le goût par leur saveur, ils jouent le rôle de condiment et favorisent la sécrétion du suc gastrique. Avec le sucre, les fruits renferment ordinairement du tanin, des sels et des acides ; la présence de ces derniers explique leur action purgative.

Les fruits sont souvent consommés cuits, soit en compotes, soit en confitures. Ces dernières constituent un aliment très nutritif à cause de la quantité de sucre qu'elles renferment.

Les Champignons. — Les Champignons sont recherchés à cause de leur agréable saveur. Leur valeur nutritive est faible : on estime que 9^{kg} de Champignons de couche ou 15^{kg} de Morilles équivalent à 1^{kg} de Bœuf. De plus, ils sont peu digestibles.

Certaines espèces de Champignons sont vénéneuses, c'est-à-dire qu'elles contiennent des matières toxiques capables de causer la mort. Il importe donc de distinguer ces espèces vénéneuses des espèces comestibles; on ne le peut que par les caractères botaniques (voir notre *Cours de Botanique*), car *il n'existe aucun caractère d'ensemble permettant de distinguer sûrement les bons Champignons des mauvais.*

On indique pourtant certains moyens qui permettraient de faire cette distinction. Ils sont insuffisants. On dit, par exemple, qu'il faut rejeter les Champignons changeant de couleur quand on les brise et ceux dont le suc est coloré. Or, certaines espèces excellentes, comme le Lactaire délicieux, ont le suc coloré, tandis que d'autres, comme l'Amanite printanière, sont vénéneuses, bien que leur suc soit incolore.

Un autre moyen également recommandé consiste à placer une pièce d'argent au contact du Champignon : si le métal reste blanc, le Champignon est bon ; s'il noircit, le Champignon est mauvais. En réalité, ce procédé n'a aucune valeur, car si la pièce d'argent noircit, c'est que le Champignon contient du soufre ; et elle pourrait rester blanche alors que le Champignon serait vénéneux.

De nombreuses expériences ont montré que pour la plupart des Champignons consommés, des lavages répétés dans l'eau bouillante et légèrement vinaigrée avec rejet de l'eau de cuisson, suffisent pour éviter des accidents.

Les accidents causés par les Champignons sont toujours redoutables, car on ne connaît aucun contrepoison des toxines qu'ils contiennent. Il faut donc, le plus vite possible, débarrasser les voies digestives du poison en provoquant les vomissements.

Condiments. Épices. — Les *condiments* sont des substances que l'on ajoute aux aliments dans le but d'en relever la saveur, et par suite d'exciter la sécrétion des sucs digestifs et de faciliter ainsi la digestion.

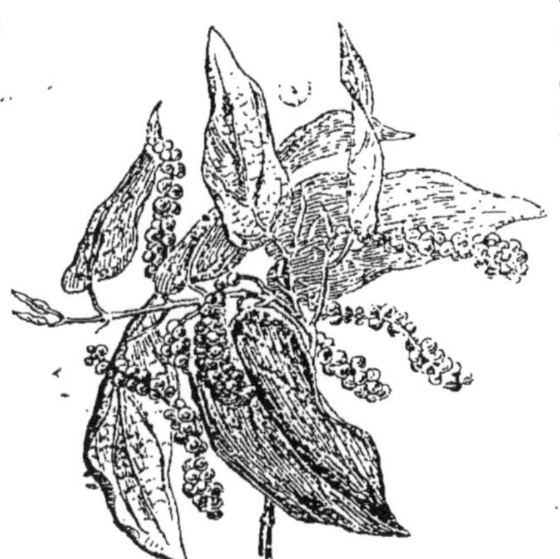

Fig. 13. — Rameau de Poivrier portant des fruits.

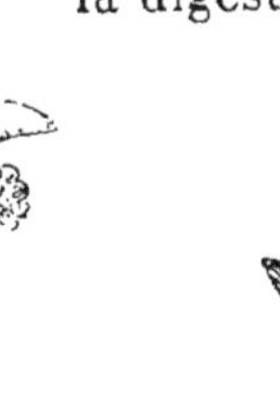

Fig. 14. — Clou de girofle grossi.

Les uns sont âcres, aromatiques ou sulfurés. Ce sont les épices : poivre, girofle, muscade, gingembre, cannelle, moutarde, etc. Le *poivre* (*fig*. 13) est le fruit d'un arbuste très cultivé en Indo-Chine. Le *girofle* (*fig*. 14) est le bouton de la fleur du Giroflier. Les autres condiments sont acides comme le vinaigre.

L'abus des condiments irrite le tube digestif, ce qui n'est pas sans inconvénient. Ainsi l'Angleterre, où la cuisine est excessivement épicée, est le pays des dyspepsies. On dit même que le « spleen » des Anglais a son point de départ dans leur tube digestif. On doit écarter les épices de l'alimentation des enfants. Leur usage est surtout répandu dans les pays chauds, où la paresse digestive est commune.

§ 3. — Aliments d'origine animale.

Les principaux aliments d'origine animale sont fournis à l'homme par la *boucherie*, la *chasse*, la *pêche* et la *basse-cour*.

Viandes de boucherie. — Ces viandes sont les plus importantes au point de vue de l'alimentation humaine. Elles contiennent de l'eau (environ 75 %), des matières albuminoïdes (20 %) et des sels. C'est grâce à ces viandes que nous récupérons en grande partie les phosphates éliminés par l'urine.

Les animaux qui fournissent ces viandes sont : le *Bœuf*, le *Veau*, le *Mouton*, le *Porc* et le *Cheval*.

Le *Bœuf* de première qualité est celui qui, « systémati-

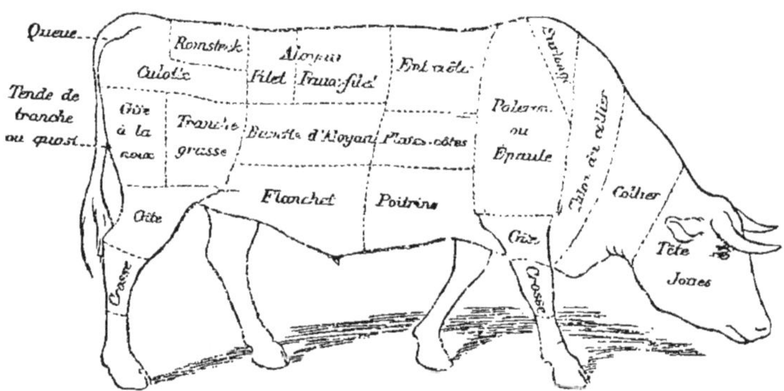

Fig. 15. — Différentes régions du Bœuf.

quement engraissé dès le jeune âge, et abattu entre les 4ᵉ et 6ᵉ années, aura les rognons de graisse volumineux, une graisse de couverture bien répartie, et le grain de viande rouge vif, fin et persillé selon la race ». Pour être de bonne qualité, la viande prise chez le boucher doit être d'un rouge vif, ferme, élastique et d'une odeur douce et fraîche.

Dans un même animal les diverses régions (*fig.* 15) fournissent des viandes de qualités différentes.

Les viandes de qualité inférieure sont décolorées ou trop foncées ; elles sont pauvres en graisse, flasques et molles à la coupe ; enfin, elles sèchent facilement et noircissent à l'air ; leur odeur est fade, ou aigre, ou légèrement aromatique (odeur de *relent*).

Les viandes provenant d'animaux *surmenés* sont mauvaises. On les reconnaît facilement par le papier bleu de tournesol, qui rougit à leur contact, car le suc de ces viandes est acide. La chair de tout animal épuisé par le travail ou la maladie est impropre à la consommation.

Parmi les meilleures races de boucherie, on peut citer les

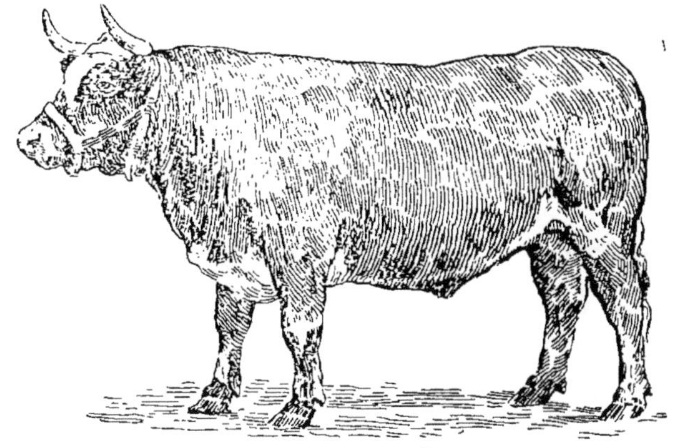
Fig. 16. — Bœuf de la race de Durham.

races normande, limousine, et charolaise. En Angleterre, l'élevage du Bœuf a été perfectionné et a donné de beaux résultats : c'est ainsi que la race de Durham (*fig.* 16) fournit des bœufs colossaux qui pèsent plus de 1500^{kg}. Pourtant, depuis quelques années les races françaises ont fait de tels progrès qu'elles sont parvenues à supplanter la race anglaise dans les concours agricoles.

En tête des pays producteurs de bétail il faut placer les régions du Far-West aux États-Unis, la République Argentine et l'Australie.

Le **Veau**, surtout lorsqu'il a été nourri exclusivement avec du lait et qu'il est abattu entre 6 et 10 semaines, a une chair blanche et tendre. Si, au contraire, elle est molle et de couleur foncée, c'est que l'animal a été mal nourri. Trop jeune, sa chair molle est souvent laxative, parfois même toxique. La viande de Veau ne réussit ni aux goutteux, ni aux arthritiques, ni aux personnes dont la peau est facilement irritable.

Le *Mouton* a une chair excellente et qui ne contient pas

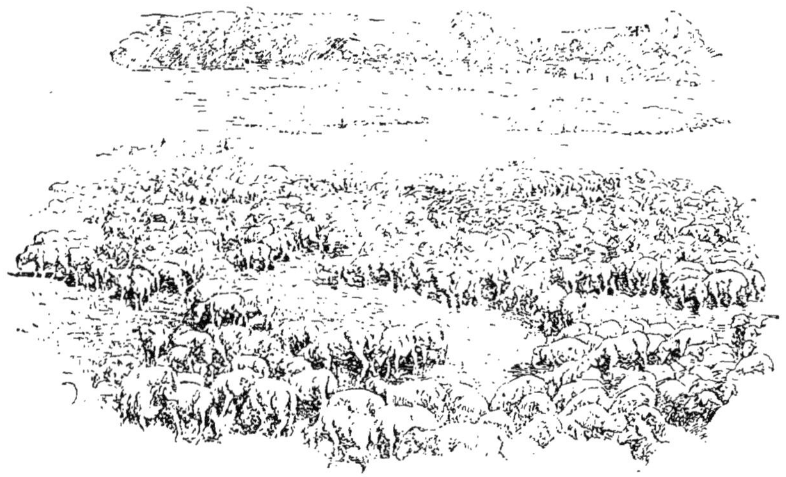

Fig. 17. — Un troupeau monstre dans les plaines de l'Amérique du Sud.

de parasites. Elle a parfois une odeur de laine qui s'accentue par la cuisson. Les Moutons de prés-salés, élevés sur les bords de la mer, fournissent la chair la plus estimée, d'une belle couleur rouge et d'un goût exquis.

En France, les principales régions d'élevage du Mouton sont : la Beauce, la Brie, le Berri et la région des Causses. Mais c'est surtout la Plata et l'Australie qui tiennent le premier rang parmi les pays producteurs de Moutons (*fig.* 17).

Le **Porc** a une chair excellente, mais à la condition qu'elle

soit bien cuite, car elle peut contenir des parasites, ainsi
que nous le verrons plus loin. Comme elle est grasse et

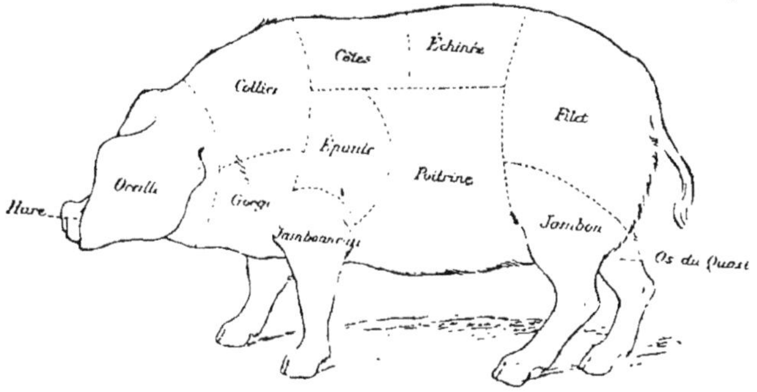

Fig. 18. — Différentes régions du Porc.

compacte, elle est plus difficile à digérer que celle du
Bœuf ou du Mouton. Les principes qu'elle renferme sont
facilement assimilés par l'organisme, d'où sa grande valeur
nutritive. Pourtant les personnes prédisposées aux éruptions
de la peau feront bien de s'en abstenir. La salaison du Porc
rend la viande plus savoureuse et plus digestible; aussi le
jambon constitue-t-il un véritable aliment de convalescent.

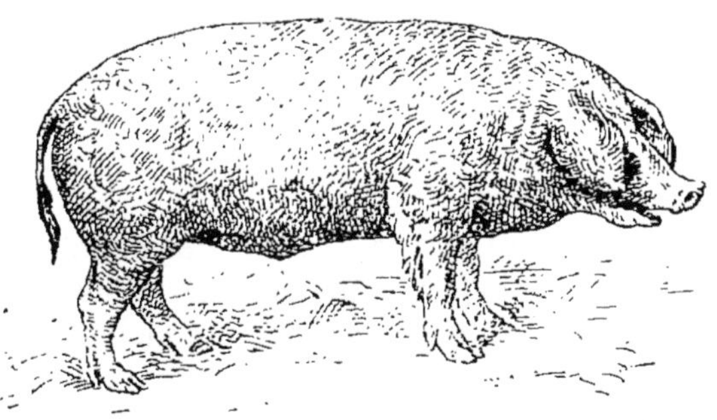

Fig. 19. — Porc craonnais.

Toutes les parties (*fig.* 18) du corps de cet animal sont uti-
lisables: sa chair est mangée fraîche, salée ou fumée; son
sang sert à faire du boudin; la graisse située sous sa peau

donne le lard ; sa chair hachée et dont on bourre l'intestin fournit les saucissons et les saucisses ; avec sa graisse on fait du saindoux.

Les races de Porcs sont nombreuses. Les plus belles sont celles de *Craon* (*fig.* 19) et du *Mans*, en France ; de *Leicester*,

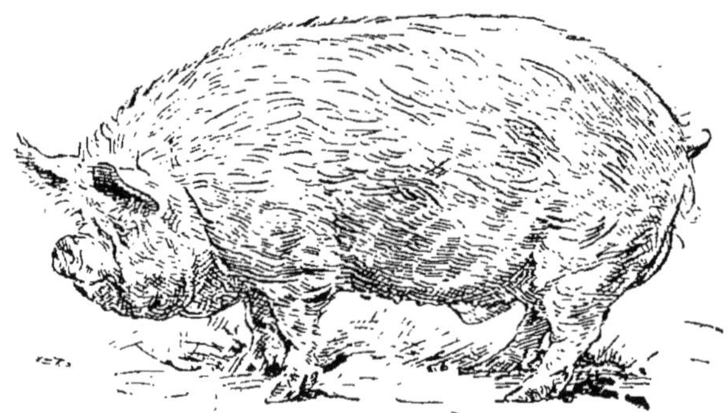

Fig. 20. — Porc de race anglaise (Yorkshire).

du *Yorkshire* (Porcs blancs) (*fig.* 20), du *Berkshire* (Porcs noirs), en Angleterre.

Le **Cheval**, l'**Ane** et le **Mulet** fournissent une viande excellente, qui n'est pas appréciée à sa valeur. Le public a contre elle un préjugé qui ne s'explique guère, car de tout temps l'homme y a eu recours. Il serait donc désirable que cette viande saine et d'un prix modique entrât davantage dans l'alimentation moderne.

La consommation de la viande de boucherie est plus faible dans les campagnes que dans les villes. Si l'on divise le nombre de kilos de viandes de boucherie annuellement consommées en France par le nombre d'habitants, on obtient la part *moyenne* de chacun de nous, qui est de 37 kilos par an. Cette part est inférieure de 7 kilos à celle d'un Anglais.

La chasse : le gibier. — La *chasse* procure le *gibier*, aliment ordinairement très nutritif, mais d'une digestion difficile. Sa rareté en fait d'ailleurs un mets de luxe.

Les viandes noires, provenant du gibier, excitent les reins, prédisposent à la gravelle, aux congestions du foie et à l'artériosclérose.

Beaucoup de personnes ont la déplorable manie de ne manger le gibier que lorsqu'il est *faisandé*, c'est-à-dire lorsque sa chair présente une couleur verdâtre et acquiert un fumet particulier. Cette viande est dangereuse, car elle subit la putréfaction cadavérique et fabrique des matières toxiques appelées *ptomaïnes*, qui peuvent causer des empoisonnements ou tout au moins des troubles digestifs graves.

On distingue : 1° le gibier à *poils*, comprenant le Lapin de garenne, le Lièvre, le Chevreuil, le Cerf et le Sanglier ; 2° le gibier à *plumes*, comprenant la Perdrix, le Faisan, la Bécasse, le Canard sauvage, l'Alouette, la Grive, etc.

La pêche : Poissons, Batraciens, Crustacés, Mollusques. — I. Poissons. — Leur viande ne diffère de la viande de boucherie que parce qu'elle contient un peu plus d'eau et un peu moins de matières azotées. Elle constitue un excellent aliment, qui, dans certains pays, forme la base de la nourriture. Malheureusement elle s'altère vite. Aussi, plus encore que la viande de boucherie, le Poisson doit-il être mangé *frais* et *bien cuit*. Sur les marchés, son altération se reconnaît facilement aux signes suivants : odeur ; aspect mou et flasque ; branchies grisâtres ou vertes, tandis qu'à l'état frais elles ont une coloration rose vif : orifice anal béant avec une saillie de l'intestin.

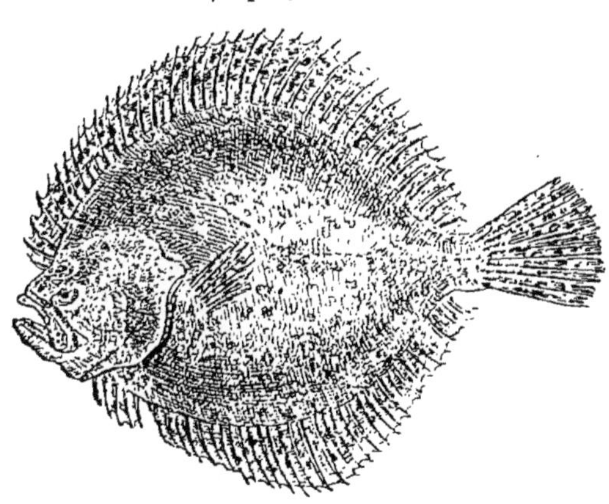

Fig. 21. — Turbot.

Si le Poisson est un bon aliment quand il est frais, il ne convient jamais aux personnes malades de la peau, aux eczémateux par exemple.

Au point de vue de leurs qualités alimentaires, les Poissons sont rangés en trois catégories :

1º Les Poissons à **chair blanche**, qui sont maigres, peu nutritifs et d'une digestion facile. Ils sont utiles dans l'alimentation des convalescents. Ce sont : la Sole, la Limande, le Carrelet, le Turbot (*fig.* 21), le Merlan, etc. ;

2º Les Poissons à **chair colorée**, grasse et plus nutritive que la précédente, mais aussi plus difficile à digérer. Ce sont : la Truite (*fig.* 22), la Perche, le Maquereau, le Thon, le Saumon, la Carpe, le Hareng,

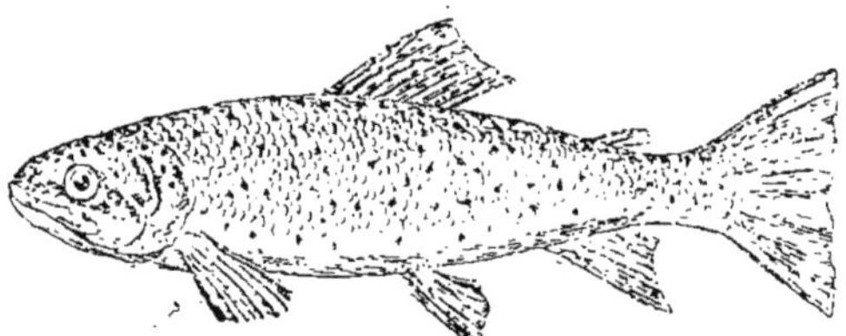

Fig. 22. — Truite.

la Sardine, le Brochet, etc. ;

3º Les Poissons à **chair grasse**, et d'une digestion difficile, comme l'Anguille (*fig.* 23), le Congre, la Lamproie.

Certains Poissons sont *vénéneux*, c'est-à-dire qu'ils contiennent des poisons dans leurs tissus et particulièrement dans les œufs.

Les Poissons ont deux origines : la *mer* et les *eaux douces*.

1º Les **Poissons de mer** surtout sont d'une grande utilité dans l'alimentation de l'homme. Parmi les plus importants au point de vue alimentaire, citons :

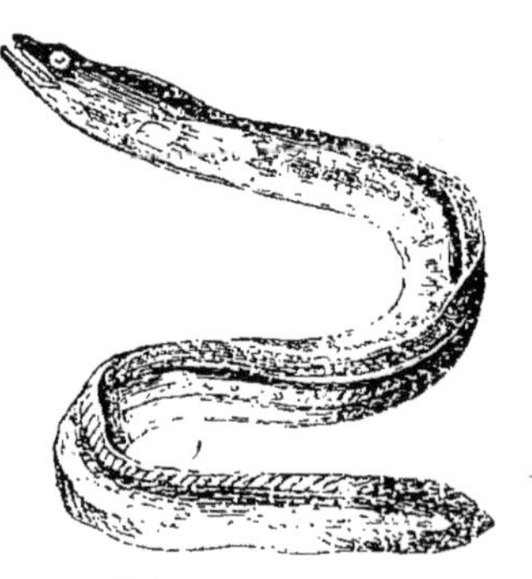

Fig. 23. — Anguille.

La *Morue* ou *Cabillaud*, qui abonde dans les mers du Nord et à Terre-Neuve. Une fois pêchée, elle est salée, puis séchée. Son foie fournit une huile très employée en médecine ;

Le *Hareng*, qui existe seulement dans les mers du Nord. Il est mangé *frais, salé* ou *fumé* (*Hareng saur*) ;

La *Sardine*, qui est abondante sur les côtes de Bretagne et le littoral de la Méditerranée. Elle est surtout consommée à l'état de conserves et constitue un aliment très nutritif ;

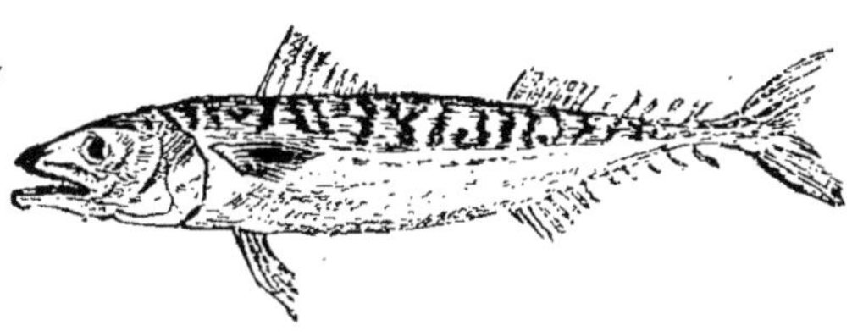

Fig. 24. — Maquereau.

Le *Maquereau* (*fig.* 24), qui abonde dans la Manche, d'avril à juillet ;

Le *Saumon*, qui est pêché à l'embouchure des fleuves au moment où il les remonte pour y pondre ses œufs ;

Le *Thon*, qui est mangé en conserves.

2° Les *Poissons d'eau douce* ont moins d'importance.

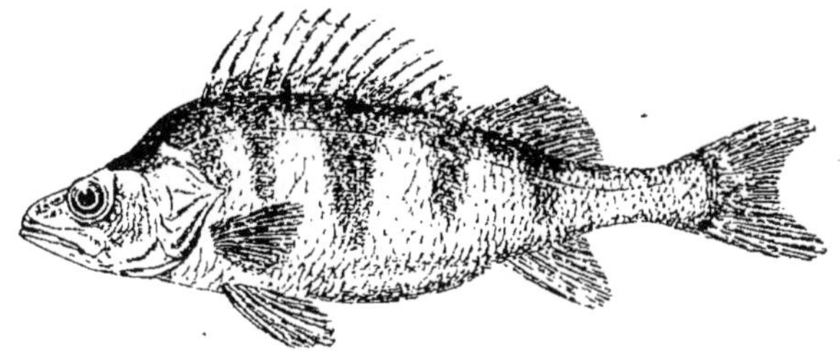

Fig. 25. — Perche.

Parmi eux, citons : la *Truite*, qui a une chair exquise et ne se plaît que dans les eaux vives et froides des régions mon-

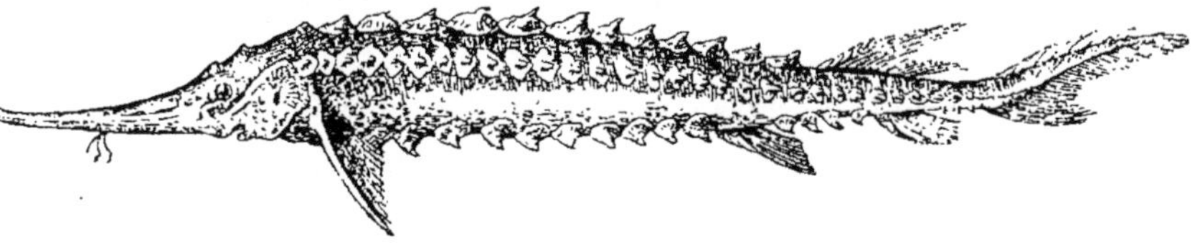

Fig. 26. — Esturgeon.

tagneuses ; la *Truite arc-en-ciel*, d'origine américaine, qui a été acclimatée récemment en France ; la *Carpe*, qui peuple les étangs ; la *Perche* (*fig*. 25) ; le *Brochet* ; le *Goujon*, etc. Enfin l'*Esturgeon* (*fig*. 26), abondant dans les affluents de la mer Noire et dont les œufs servent à préparer le *caviar*, mets apprécié en Russie.

II. Batraciens. — Ils ne fournissent comme espèce comestible que la *Grenouille*, et encore mange-t-on seulement de cet animal les pattes postérieures, dont la chair est blanche et délicate. On peut reconnaître si dans les brochettes de pattes de Grenouilles vendues sur les marchés on a introduit des pattes de Crapauds : ces dernières sont courtes, trapues, à chair grisâtre, tandis que les autres sont longues, minces et à chair blanche ou rosée.

III. Crustacés. — Parmi les espèces comestibles, les plus communes sont : le *Homard*, la *Langouste*, la *Crevette* et le *Crabe*, qui vivent dans la mer, et l'*Écrevisse*, dans les eaux douces. Leur chair est très nutritive, mais d'une digestion pénible, car étant très compacte, le suc gastrique la pénètre difficilement. Elle se putréfie facilement et donne lieu à des accidents variables suivant les dispositions individuelles. Les rhumatisants sont fort sensibles à l'action de cette viande ; dès qu'ils mangent des Crustacés, même frais, leur peau présente des taches roses semblables à celles que produisent les piqûres d'Ortie : c'est ce qu'on appelle l'*urticaire*. Pour éviter les accidents causés par la putréfaction, il est bon de s'assurer que les animaux achetés sont vivants lorsqu'on les fait cuire.

Le *Homard* (*fig*. 27) se distingue facilement de la *Langouste* (*fig*. 28) : il possède des pinces puissantes, tandis qu'elle a de longues antennes et une carapace épineuse. La pêche de ces animaux est très développée sur les côtes bretonnes. Ils sont livrés vivants par les pêcheurs à des *mareyeurs* qui les conservent dans de grands bassins ou *viviers*, pour les expédier ensuite sur les marchés suivant les besoins. C'est

surtout avec les Homards de Terre-Neuve que l'on prépare
les conserves si ré-
pandues dans la
consommation.

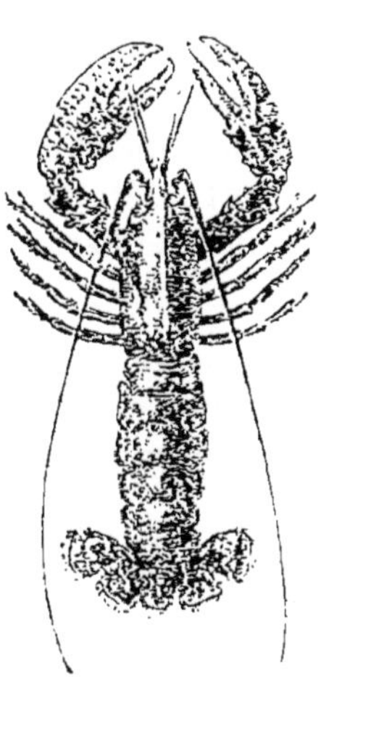

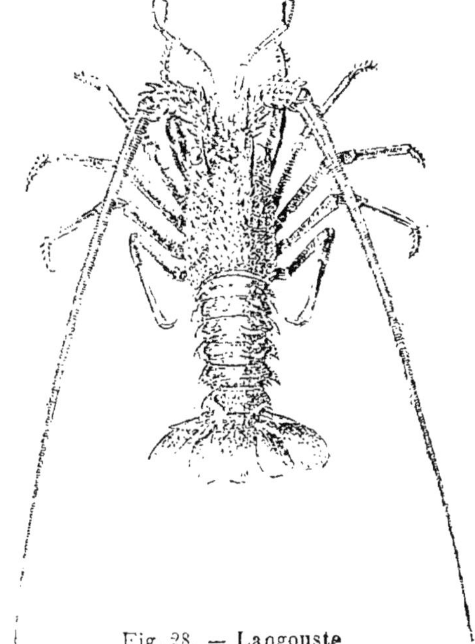

Fig. 27. — Homard.

Fig. 28. — Langouste

L'*Écrevisse* (*fig.* 29) vit dans les eaux courantes et limpi-
des. Elle est presque disparue de nos cours d'eau, soit à

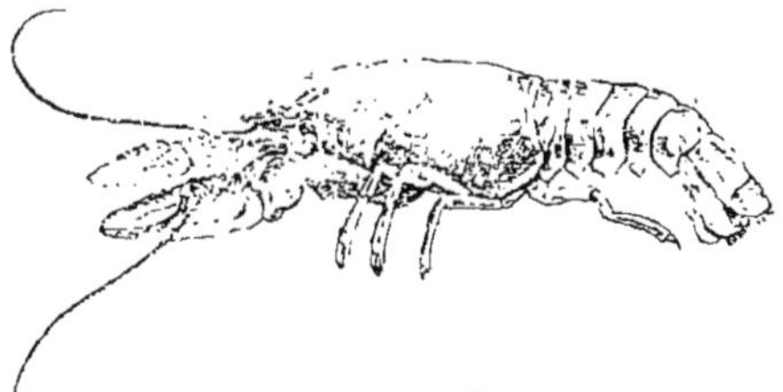

Fig. 29. — Ecrevisse.

cause de l'empoisonnement des rivières par les eaux provenant des usines, soit à cause des maladies contagieuses qui
ont sévi sur elle. C'est surtout d'Allemagne et de Russie que
nous arrivent les Écrevisses que nous mangeons.

La pêche aux Écrevisses se fait à l'aide de filets appelés

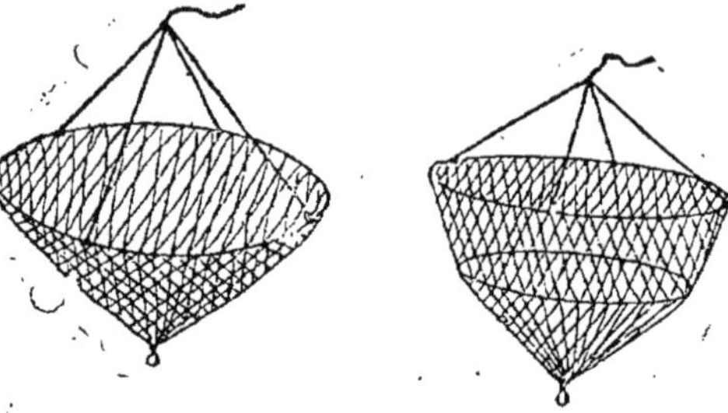

Fig. 30. — Balances à Écrevisses.

balances (*fig.* 30), dans lesquels on place un appât.

IV. Mollusques. — Les espèces les plus importantes sont : l'Huître, la Moule et l'Escargot.

L'Huître a une valeur nutritive qui, à poids égal, ne diffère pas sensiblement de celle du lait ; elle est même un peu

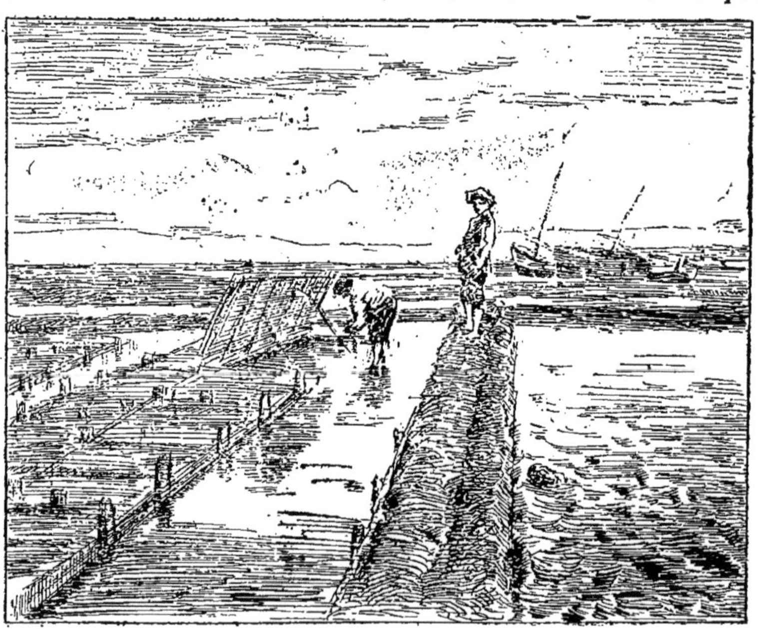

Fig. 31. — Un parc à Huîtres.

supérieure au point de vue des matières azotées. L'installation des *parcs* à Huîtres (*fig.* 31), c'est-à-dire de bassins dans lesquels se développent ces animaux, doit être surveillée, car s'ils reçoivent des eaux contaminées, les Huîtres peuvent se charger de microbes et transmettre certaines maladies. C'est ainsi que certains cas de fièvre typhoïde ont pu leur être attribués. Mais ce sont là, il faut le reconnaître, des cas exceptionnels.

Une Huître pond 2 millions d'œufs d'avril à septembre, d'où ce préjugé qu'il ne faut pas manger d'Huîtres pendant les *mois sans* *r* (mai, juin, juillet, août). En réalité, pendant cette période elles sont de qualité inférieure; mais elles peuvent être consommées sans danger.

La *Moule* (*fig.* 32) est un aliment moins digestible, mais

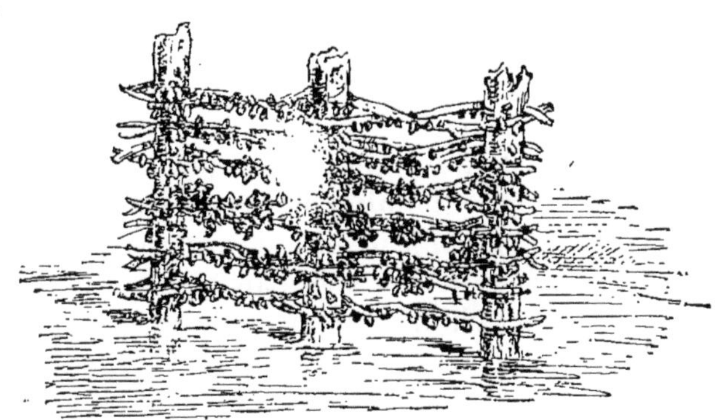

Fig. 32. — Un *bouchot* chargé de Moules.

plus nutritif que l'Huître. Malheureusement elle s'altère facilement et peut causer des accidents, rarement mortels, mais souvent accompagnés d'urticaire. Ces Mollusques ne sont toxiques que lorsqu'ils sont morts, ou bien lorsqu'ils ont vécu dans des eaux stagnantes et putrides. Il est donc prudent de ne pas consommer les Moules récoltées dans les eaux malpropres, et d'éliminer celles qui sont mortes et qu'on reconnaît à ce que leurs valves sont ouvertes. On peut aussi, pour plus de précaution, ajouter à l'eau bouillante 4 grammes de bicarbonate de sodium par litre et prolonger la cuisson.

L'*Escargot* est nutritif, mais coriace et difficile à digérer.

Il faut se défier des Escargots tout préparés, car on remplace parfois l'animal par une lanière de poumon et le mélange épicé que la coquille contient n'est pas toujours sain. Avant de manger ces animaux, il est bon de leur faire subir un jeûne de quelques jours pour leur permettre de se débarrasser des sucs toxiques dont ils auraient pu s'imprégner.

La basse-cour : lait, beurre, fromage, volailles, œufs, lapins. — Les principaux produits de la basse-cour utilisés dans l'alimentation sont : le *lait*, le *beurre*, le *fromage*, les *volailles*, les *œufs* et les *lapins*.

Le lait. — Le lait est le plus complet des aliments naturels. Il est la seule nourriture de l'enfant pendant la première année et l'aliment exclusif de certains malades. Il contient, en effet : de l'*eau* ; de la graisse sous forme de petits globules en suspension dans l'eau et qui se rassemble à la surface du lait au repos pour former une couche de *crème* ; une matière albuminoïde qui se coagule pour donner la *caséine*, base du fromage, et qui forme la pellicule superficielle du lait bouilli ; du sucre appelé *lactose*, et enfin des *sels* (phosphates et chlorures) en faible quantité.

Une dose de 3 litres de lait par jour contient à peu près les matières nutritives dont se compose la ration alimentaire nécessaire à l'homme qui ne produit pas de travail. Dans la pratique on constate que l'homme soumis au régime lacté exclusif, même s'il consomme 5 litres, est incapable de fournir un travail suivi.

Pour certaines personnes qui le digèrent mal, le lait, est légèrement purgatif, alors qu'il tend plutôt à constiper quand il est bien assimilé, car il ne laisse presque pas de résidu dans l'intestin.

La densité du lait de Vache, qui est de beaucoup le plus utilisé, est de 1,03. Un bon lait est d'un blanc mat, opaque, onctueux, colorant les parois du vase qui le renferme, d'une saveur douce et agréable ; sa réaction est alcaline ou neutre et ne doit jamais être acide.

Seule l'analyse chimique peut renseigner sur la composition exacte du lait. Cette composition varie avec l'alimentation de la Vache. Certains aliments aqueux augmentent la sécrétion du lait ; mais si le lait est abondant, en revanche il est pauvre en matières nutritives, et le résultat est le même que si l'on avait ajouté de l'eau au lait normal.

On considère comme falsifié tout lait qui ne présente pas la composition suivante fixée par le Laboratoire municipal de Paris :

Eau	87
Crème	4
Caséine	3,4
Sucre de lait	5
Cendres	0,6
	100

Parmi les meilleures races de Vaches laitières, citons : les

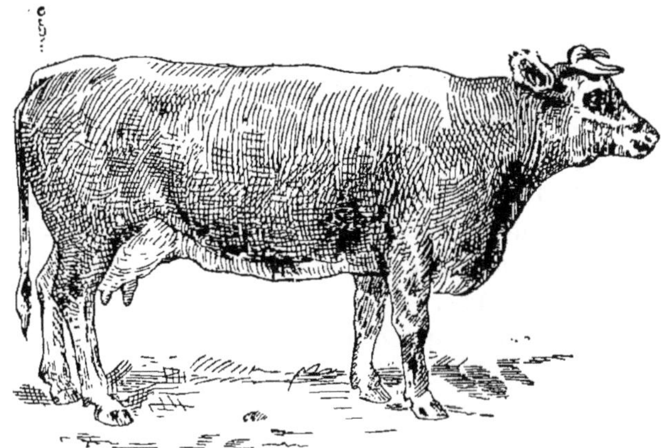

Fig. 33. — Une Vache laitière (race normande).

Vaches normandes (*fig*. 33), qui donnent jusqu'à 20 litres de lait par jour, et les *Vaches bretonnes*, plus petites, mais qui donnent un lait excellent.

Falsifications. — Les falsifications du lait comprennent l'*écrémage* et le *mouillage*. En écrémant le lait, c'est-à-dire en enlevant la crème, on rend le lait plus dense. Aussi tout lait dont la densité est supérieure à 1,032 est-il considéré comme falsifié. On peut vérifier rapidement cette densité à l'aide d'appareils spéciaux appelés *lacto-densimètres*. Mais si l'écrémage augmente la densité du lait, l'eau ajoutée, c'est-à-dire le mouillage, diminue cette densité. De sorte qu'en combinant adroitement l'écrémage et le mouillage on peut obtenir un liquide de densité normale. Pourtant l'épaisseur de la couche de crème qui se forme à la surface du lait renseigne sur l'écrémage.

Le lait mouillé a la propriété de *tourner*, c'est-à-dire de se coaguler quand on le chauffe pour le faire bouillir. Cette coagulation peut se produire aussi avec un lait normal sous l'influence des microbes de l'air, mais elle est plus rapide quand le lait est mouillé. Aussi, pour éviter cet inconvénient, le falsificateur ajoute-t-il à son lait déjà écrémé et mouillé, du bicarbonate de sodium qui l'empêche de tourner, mais lui donne une saveur désagréable de lessive.

C'est surtout par l'eau de mouillage prise n'importe où que sont introduits les microbes dangereux. En ajoutant de l'eau impure, le falsificateur continue son œuvre néfaste : il distribue au consommateur, sans qu'il semble se douter de la gravité de l'acte-criminel qu'il accomplit, les germes de la fièvre typhoïde, de la tuberculose, de la gastro-entérite ou *choléra infantile* qui cause de si nombreux ravages chez les enfants en bas-âge.

Ces falsifications qui diminuent la valeur du lait sont déjà blâmables quand il s'agit de l'alimentation des adultes, mais elles deviennent criminelles quand elles portent sur un lait destiné aux enfants, dont il forme la seule alimentation et chez lesquels il cause souvent des accidents mortels. Il est donc juste de punir cette fraude, et l'on ne doit pas oublier qu'il existe un article 423 du Code pénal punissant d'une amende et d'une peine de trois mois à un an de prison les falsificateurs.

Microbes du lait. — Le lait est pour les microbes un excellent milieu de culture. C'est ainsi qu'un échantillon de lait recueilli avec de grands soins de propreté contenait, une demi-heure après la traite, 18 000 microbes par centimètre cube, et le lendemain 6 millions ! Il paraît donc impossible, *en pratique*, de recueillir un lait privé de germes. Il est cependant indispensable, pour que le nombre de microbes soit moins élevé, de prendre certaines précautions : le pis de la Vache doit être lavé avant la traite, les vases nettoyés à l'eau bouillante et les mains de l'opérateur bien propres. Nous indiquerons plus loin les procédés à employer pour stériliser le lait.

Sous l'influence de certains microbes le lait peut se colorer en jaune, en bleu, en rouge. Ces modifications sont dues à la matière colorante que sécrètent ces microbes.

Enfin, le lait provenant d'animaux tuberculeux peut contenir les microbes de la tuberculose. Il est suspect. De même, le lait de Vaches atteintes de fièvre aphteuse ou de péripneumonie renferme des microbes qui le rendent dangereux pour les enfants.

Il est donc prudent de ne pas consommer le lait cru, car c'est souvent par lui que se contracte la tuberculose. A cet égard, il faut bien savoir que le premier bouillon du lait, celui qui le fait *monter*, est dû au dégagement des gaz ; il ne faut pas le confondre avec la véritable ébullition, qui vient après et qui seule est suffisante pour tuer les germes pathogènes. Si l'on veut absolument consommer du lait cru, il faut choisir celui de la Chèvre, parce que cet animal contracte rarement la tuberculose.

Décomposition du lait. — Abandonné à lui-même, le lait, sous l'influence d'un microbe spécial, subit ce qu'on appelle la *fermentation lactique* : le sucre de lait se transforme en *acide lactique*, qui fait coaguler la caséine. Le lait se sépare en deux parties : le *caillot*, blanc, formé de caséine, et le *petit-lait*, liquide incolore ou jaunâtre, contenant le sucre non décomposé et les sels.

La décomposition peut aller plus loin, le lait subit alors la *fermentation butyrique* : la caséine se putréfie, l'acide lactique ou les corps gras donnent de l'*acide butyrique*, dont l'odeur rance est bien caractéristique.

Le beurre. — Le beurre est obtenu par la soudure des globules gras de la crème, ce qui se fait en plaçant cette der-

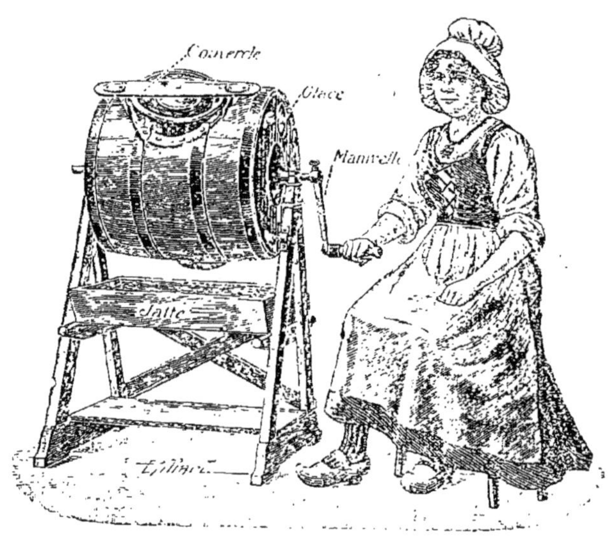

Fig. 34. — Baratte normande.

nière dans un récipient appelé *baratte* (*fig.* 34), que l'on agite doucement. On peut obtenir la crème en laissant reposer le lait pendant quelques jours : la crème monte à la surface et on l'enlève avec une cuillère. On construit maintenant des appareils appelés *écrémeuses centrifuges* (*fig.* 35), qui permettent de séparer la crème du lait aussitôt après la traite.

Le beurre doit être bien lavé et pétri dans l'eau pure, de façon à être débarrassé du petit-lait qui, emprisonné dans le beurre, donnerait de l'acide butyrique dont l'odeur rance est désagréable. Dans beaucoup de laiteries on emploie pour cette opération un *malaxeur* à main (*fig.* 36), composé d'un rouleau cannelé que l'on fait passer sur le beurre placé sur une petite table. Un beurre bien fait ne doit pas laisser suinter de petit-lait lorsqu'on le coupe.

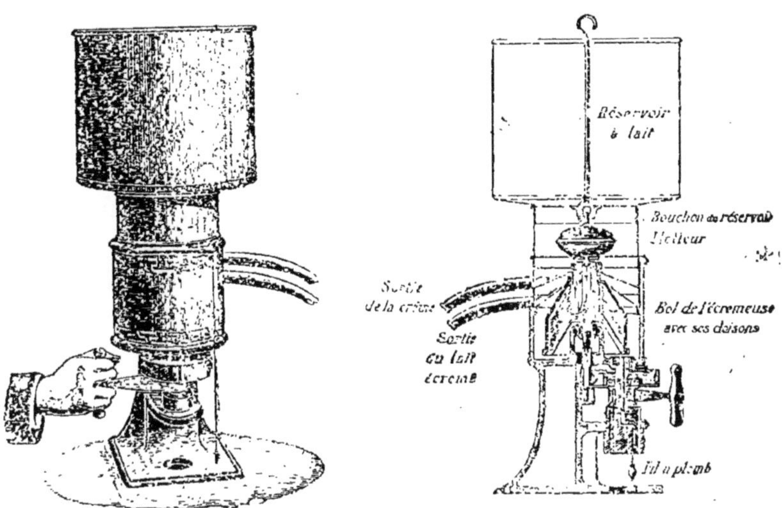

Fig. 35. — Ecrémeuse centrifuge.

Le beurre est un excellent aliment, qui contient 90 %, de graisse et une légère quantité de caséine.

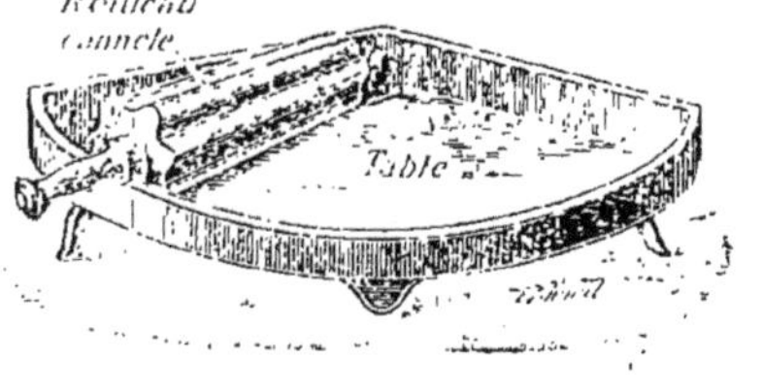

Fig. 36. — Malaxeur à main.

Le beurre est parfois falsifié avec la *margarine*, corps gras que l'on extrait du suif de Bœuf, et qui, au point de vue hygiénique, n'est nullement dangereux.

Le fromage. — Le fromage est fabriqué avec la caséine du lait que l'on fait coaguler à l'aide de *présure*, matière contenue dans la caillette ou quatrième poche de l'estomac du Veau.

On sépare le lait caillé du petit-lait en le plaçant dans des formes percées de trous. On obtient ainsi le fromage blanc, aliment riche en matières azotées et qui peut être consommé tel quel.

Mais le lait caillé et égoutté sert surtout à faire des *fromages fermentés* ; la fermentation est due à des microbes et à des Champignons qui se développent à la surface et dans la pâte du fromage. Sous l'influence de ces microorganismes il se forme des produits volatils qui donnent aux fromages leur saveur et leur odeur caractéristiques. Les fromages peuvent être *crus*, comme le Brie, le Camembert, le Roquefort, ou *cuits*, comme le Gruyère et le Hollande.

La teinte verte du Roquefort est due au développement d'une moisissure verte.

Les microbes et Champignons contenus dans le fromage peuvent aider à la digestion. Le fromage, pris à la fin du repas, est donc un stimulant de la digestion, mais à la condition qu'il ne soit pas trop vieux, car, altéré, il contient les toxines de la putréfaction.

Le fromage est un excellent aliment ; certaines sortes, comme le Gruyère, sont plus riches en matières albuminoïdes que la viande elle-même.

Les volailles. — Les volailles entrent pour une bonne part dans l'alimentation. Leurs qualités nutritives varient; les Poulets engraissés en liberté sont les plus estimés.

Les volailles ne sont consommées que lorsqu'elles sont âgées de moins d'un an. Leur âge se reconnaît facilement : la peau des pattes devient écailleuse en vieillissant ; l'ergot, à peine apparent chez le jeune Poulet, se développe avec l'âge ; enfin, le sternum est flexible chez le jeune.

Les œufs. — Les œufs constituent un aliment de premier ordre, nutritif, digestible et agréable.

Un œuf comprend (*fig.* 37) : 1° une *coquille calcaire* percée de petits pores destinés à laisser passer l'air nécessaire à la respiration du jeune Oiseau ; 2° deux *membranes* laissant entre elles, au gros bout de l'œuf, un réservoir ou *chambre à air* ; 3° un liquide incolore appelé *blanc*, qui durcit à la cuisson : c'est de l'*albumine* ; 4° une masse centrale appelée *jaune*

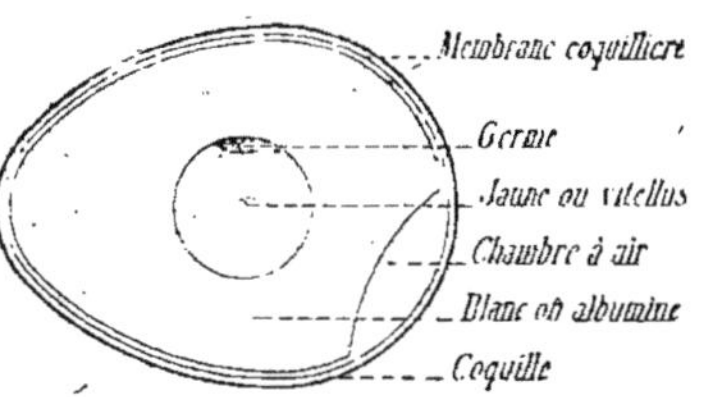

Fig. 37. — Œuf d'Oiseau.

ou *vitellus,* formée de matières grasses contenant de la *lécithine* qui renferme du phosphore. Ce jaune présente à la partie supérieure une petite tache blanche qui est le *germe* du jeune Oiseau.

Un œuf de Poule pèse environ 60 grammes et ses différentes parties le composent dans les proportions suivantes :

```
Coquille.  .  .  .  .  .  .  10 )
Blanc.  .  .  .  .  .  .  .  60  } 100
Jaune.  .  .  .  .  .  .  .  30 )
```

Voici la composition chimique de l'œuf de Poule :

	Blanc	Jaune
Eau.	85,5	51
Matières albuminoïdes.	12,9	16,1
Matières grasses.	0,2	31,4
Extrait non azoté	0,8	0,5
Sels.	0,6	1
	100	100

Les matières albuminoïdes renferment du soufre qui peut donner de l'hydrogène sulfuré, facilement reconnaissable à son odeur, et noircissant les objets en argent.

L'œuf est un aliment complet, comme le lait ; mais, contenant moins d'eau, il est plus nutritif.

A travers les pores de la coquille, l'eau s'évapore et l'œuf perd plus d'un gramme de son poids par jour. L'eau est alors remplacée par l'air, de sorte que plus l'œuf vieillit et plus la chambre à air augmente de capacité. On peut distinguer par le *mirage* un œuf sain et frais d'un œuf altéré ; pour cela on se place dans l'obscurité et on regarde à travers l'œuf la lumière de la lampe : si l'œuf est transparent, rose et sans taches, c'est qu'il est frais.

D'autre part, les œufs frais sont lourds et vont au fond de

l'eau ; au contraire, les œufs altérés surnagent et donnent une sensation de ballottement quand on les agite.

Les blancs d'œufs altérés provoquent souvent des empoisonnements qui peuvent être redoutables si les œufs sont consommés sous forme de neige battue, sans cuisson (gâteau à la crème).

Les Lapins. — Les Lapins fournissent une chair blanche de médiocre qualité, mais la facilité avec laquelle on les élève et par suite leur abondance leur font jouer quand même un rôle important dans l'alimentation.

§ 4. — Intoxications alimentaires.

Les intoxications alimentaires, c'est-à-dire les empoisonnements causés par les aliments, sont d'*origine chimique*, comme celles qui sont produites par les falsifications, ou d'*origine parasitaire*, comme celles qui sont dues à la putréfacion.

Falsifications alimentaires. — « Un produit est falsifié lorsqu'il contient une substance étrangère à sa composition naturelle, ou quand une des substances qui entrent dans sa composition naturelle s'y trouve en quantité anormale. » Les découvertes de la chimie moderne ont contribué au développement de l'art de falsifier.

Parmi les falsifications, les unes sont *inoffensives*, les autres *nuisibles*.

A vrai dire, il n'existe pas de *falsifications inoffensives*, puisque toutes diminuent la valeur nutritive de l'aliment, mais on a coutume de considérer comme telles celles qui ne nuisent pas directement à la santé. Telle est, par exemple, la substitution de la *margarine* au beurre, ou bien encore l'usage que les pâtissiers font de la vaseline au lieu du beurre dans la confection des gâteaux. Or, si la vaseline a l'avantage sur le beurre de ne pas rancir, elle est, en revanche, indigeste et sans valeur nutritive. Un autre exemple nous est encore fourni par la *saccharine*, qu'on emploie comme succédané du sucre : son pouvoir sucrant est

300 fois plus grand que celui du sucre ordinaire, mais elle n'est pas nutritive. Aussi la loi du 30 mars 1902 prohibe-t-elle l'introduction de cette matière dans tout produit alimentaire.

Enfin, il est des *falsifications nuisibles* ; heureusement elles sont rares. En voici quelques exemples : l'emploi en confiserie de colorants dangereux qui sont de véritables poisons (arsenic, sels de cuivre, etc.) ; l'emploi de l'acide salicylique pour conserver les matières alimentaires ; le reverdissement des légumes au moyen des sels de cuivre.

Viandes putréfiées. Botulisme. — Les matières organiques, sous l'influence de certains microbes, subissent une sorte de décomposition à laquelle on a donné le nom de *fermentation*. Aussi les fermentations ont-elles une grosse importance dans la question de l'alimentation. Nous parlerons seulement ici de la *fermentation putride* ou *putréfaction*, qui produit des poisons d'une extrême violence. Ce fut Pasteur qui, en 1862, démontra que la putréfaction n'est pas due à l'air, mais bien aux germes que celui-ci renferme.

On sait aujourd'hui que tout microbe qui vit fabrique, aux dépens de la substance dans laquelle il se développe, des produits souvent toxiques appelés *ptomaïnes*. De sorte que l'absorption d'une viande putréfiée équivaut à l'absorption d'une certaine dose de ces poisons spéciaux. Les accidents qui surviennent dans ce cas sont donc bien des *intoxications*.

L'empoisonnement par les viandes putréfiées se produit même malgré la cuisson, car si celle-ci détruit les microbes, elle est sans action sur les ptomaïnes. Aussi l'effet de ces poisons suit-il de près l'ingestion des aliments avariés. De nombreux exemples montrent le danger de l'ingestion de viandes faisandées ou de conserves altérées, surtout chez les individus dont le foie ne fonctionne pas bien et chez lesquels la fonction antitoxique de cet organe est presque disparue.

Le cas d'intoxication le plus commun est celui qui est causé par la consommation de boudins et de saucisses et qui est connu sous le nom de *botulisme*. En France, ces accidents sont rares, car la charcuterie y est ordinairement bien préparée et fraîchement faite, et nous avons peu le goût des viandes altérées. Il en est autrement en Allemagne, où le botulisme est fréquent, car la charcuterie n'y subit ordinairement qu'une cuisson légère, et de plus on fait entrer dans sa confection des matières qui se décomposent vite, telles que le lait, la graisse, la mie de pain, le sang de Bœuf ou de Porc. Les saucisses, en particulier, sont le plus souvent fabriquées avec des viandes qui n'ont pu être vendues fraîches.

Les accidents toxiques se produisent immédiatement après le repas. Ils sont presque toujours les mêmes : vertiges, défaillances, nausées, vomissements, coliques et diarrhée. Dans les cas graves ces accidents aboutissent à l'état cholériforme et quelquefois à la mort.

Nous devons donc écarter de notre alimentation toute substance qui n'est pas d'une rigoureuse fraîcheur ; pour reconnaître celle-ci, la vue et surtout l'odorat nous suffisent. Vouloir passer outre, pour des raisons économiques, et consommer un aliment putréfié, même légèrement, c'est s'exposer à de graves accidents. N'oublions pas que le médecin coûte encore plus cher que le boucher.

§ 5. — Les parasites.

Les *parasites* sont des êtres vivants qui existent dans certaines viandes et qui, en se développant dans l'organisme humain, peuvent causer des troubles graves. Ce sont tantôt des *animaux*, comme le Ténia et la Trichine, tantôt des *végétaux*, comme les germes de la tuberculose et du charbon.

Parasites animaux. — Les parasites animaux les plus communs dans les viandes sont : le *Ténia* et la *Trichine*. Quelques Vers, comme l'*Ascaride*, l'*Oxyure*, le *Trichocéphale* et l'*Ankylostome* sont parfois transmis à l'homme par l'eau ou les légumes.

Le Ténia ou Ver solitaire. — C'est un Ver (*fig.* 38) ayant la forme d'un ruban dont la longueur peut atteindre et même dépasser 10 mètres. Il vit à l'état adulte dans l'intestin de l'homme, où il se fixe sur la muqueuse au moyen de sa tête, qui est armée d'une double couronne de crochets chitineux et de quatre ventouses. A la suite de la tête vient une longue chaîne d'anneaux, d'abord petits, puis de plus en plus grands à mesure qu'ils s'éloignent de la tête. De nouveaux anneaux se forment sans cesse entre la tête et les anneaux suivants, de sorte que la chaîne d'anneaux s'allongera rapidement si la tête n'est pas expulsée de l'intestin, ce dont il faut s'assurer lorsqu'on veut se débarrasser de ce parasite. Les derniers anneaux, bourrés d'œufs, se détachent et sont expulsés au dehors avec les excréments. Ces œufs sont très résistants et peuvent se conserver longtemps dans l'herbe, sur le fumier ou dans les flaques d'eau. Là ils pourront être avalés par un Porc, et une fois dans l'estomac de cet animal, leur enveloppe sera digérée et de chacun d'eux s'échappera un petit embryon muni de six crochets. Cet embryon va traverser les parois de l'estomac ou de l'intestin, arrivera dans le sang qui le charriera dans l'organisme. Il s'arrêtera de préférence dans les muscles, où il donnera une sorte de petit sac de la grosseur

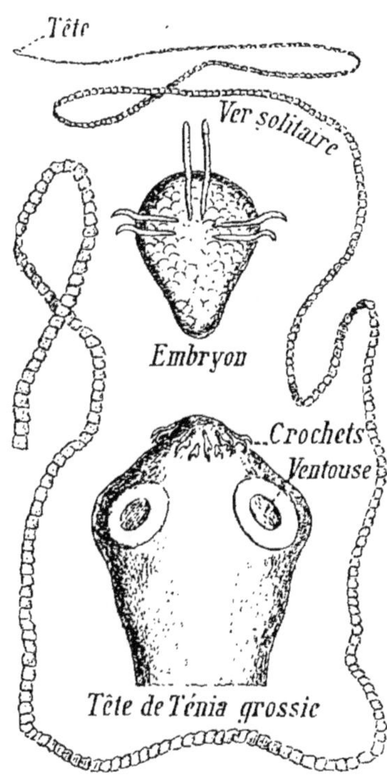

Fig. 38. — Ténia.

d'un Pois et dans lequel va apparaître la tête du Ténia avec quelques anneaux. Cette sorte de larve est appelée *cysticerque.*

Chez le Porc le développement de cette larve n'ira pas plus loin et ne saurait reproduire le Ténia. Pour achever son développement, elle devra revenir dans l'intestin de l'homme, ce qui peut se produire si ce dernier mange de la viande de Porc crue ou peu cuite. La larve se fixe alors au moyen de ses crochets, ses anneaux bourgeonnent et donnent en quelques semaines un ruban long de plusieurs mètres. Ce fait fut démontré, en 1852, par l'expérience suivante : des cysticerques furent donnés à un condamné à mort, et l'on retrouva dans son intestin des Ténias en voie de développement. Pour se développer complètement, le Ténia doit donc être successivement l'hôte du Porc et de l'homme.

Un Porc peut contenir dans sa chair une quantité considérable de cysticerques ; on dit alors qu'il est *ladre.* On reconnaît la ladrerie en observant la face inférieure de la langue du Porc, car les cysticerques s'y présentent sous forme de grains blanchâtres. Cette inspection de la langue du Porc se fait attentivement dans les abattoirs: c'est ce qu'on appelle le *langueyage.*

Toute viande de Porc ladre doit être rejetée ; mais le plus sûr moyen d'éviter le Ténia est de ne manger la viande du Porc que bien cuite, de façon que la cuisson ait détruit tous les cysticerques.

La présence d'un Ténia dans l'intestin n'est pas un véritable danger, mais comme cet animal se nourrit en absorbant les aliments que digère son hôte, il est cause d'affaiblissement, qui, chez des personnes déjà déprimées, peut amener des troubles graves. Ordinairement l'existence du Ténia se manifeste par de l'amaigrissement, des troubles de l'appétit, des démangeaisons au bout du nez et à l'extrémité de l'intestin. On se débarrasse ordinairement de ce Ver en absorbant de l'extrait frais de Fougère mâle.

Le Ténia que nous venons de décrire est rare en France, où la viande de Porc est surveillée et mangée bien cuite. En revanche, un autre Ténia, le *Ténia inerme*, ainsi appelé parce que sa tête ne porte pas de crochets, est fréquent et sa larve vit dans la viande de Bœuf. La consommation de viandes saignantes peut donc introduire ce Ver dans l'organisme. Aussi dans les cas où l'on est obligé de manger de la viande crue, remplace-t-on souvent la viande de Bœuf par celle de Mouton, qui est exempte de tout danger.

Il existe encore un autre Ténia, qui peut vivre dans l'intestin de l'homme : c'est le *Bothriocéphale*, dont la tête est dépourvue de crochets et porte deux ventouses en forme de fente. Ses anneaux sont plus larges que longs et ses larves vivent dans les Poissons d'eau douce. Il est fréquent dans la région des lacs de la Suisse française. Les Poissons doivent donc être mangés très cuits.

Signalons, enfin, le *Ténia cénure*, qui vit à l'état adulte dans l'intestin du Chien, et à l'état larvaire dans le cerveau du Mouton. Il produit ainsi chez ce dernier animal la maladie mortelle du *tournis*.

La Trichine. — C'est un Ver long de deux millimètres à peine et ayant l'aspect d'un fil très fin. A l'état larvaire, la

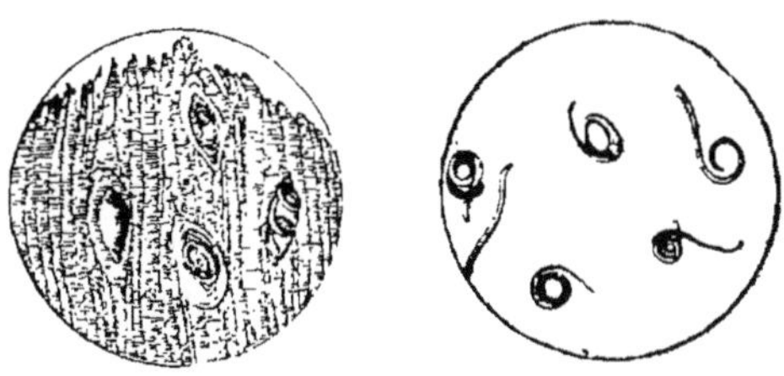

Fig. 39. — Trichines.

Trichine vit dans les muscles du Porc et du Rat : elle est alors enroulée en spirale et entourée d'une membrane ou kyste (*fig.* 39). Si l'homme mange de la viande trichinée, insuffisamment cuite, les sucs digestifs digèrent le kyste, la larve est mise en liberté et va se développer dans l'intestin en donnant une multitude d'œufs. Ces œufs produiront des embryons qui traverseront l'intestin et iront se loger dans les muscles, où ils s'enrouleront et s'enkysteront comme nous l'avons dit. Si les Trichines sont en nombre considérable, une maladie grave survient qui est souvent mortelle. Pour se faire une idée du danger de la Trichine, il suffit de savoir qu'un kilogramme de viande trichinée peut contenir cinq millions de kystes. Cette maladie, exceptionnelle en France, est fréquente dans l'Amérique du Nord et en Allemagne. Aussi a-t-on établi dans ce dernier pays une inspection spéciale de la viande à l'aide du microscope ; plus de 18 000 inspecteurs sont chargés de ce service !

L'Ascaride. — C'est un long Ver fréquent dans l'intestin de l'homme. Il peut occasionner chez les enfants des accidents convulsifs graves. Ses œufs sont introduits dans l'organisme en buvant de l'eau non filtrée ou en mangeant de la salade insuffisamment lavée.

L'Oxyure. — Il est très abondant dans l'intestin grêle des enfants, chez lesquels il cause des troubles nerveux. Il se présente avec l'aspect d'un petit fil long de 1 centimètre et légèrement enroulé.

Avec les Oxyures on trouve souvent dans l'intestin un autre Ver, le ***Trichocéphale*** (*fig.* 40), qui semble jouer un rôle important dans la maladie connue sous le nom d'*appendicite*. Ce Ver, à peine visible à l'œil et que nous prenons par les légumes verts ou les salades, une fois dans l'appendice, enfonce sa tête pointue dans les parois et inocule ainsi les microbes dont son corps est couvert et qui peuvent être les véritables agents pathogènes de l'appendicite ou de la fièvre typhoïde.

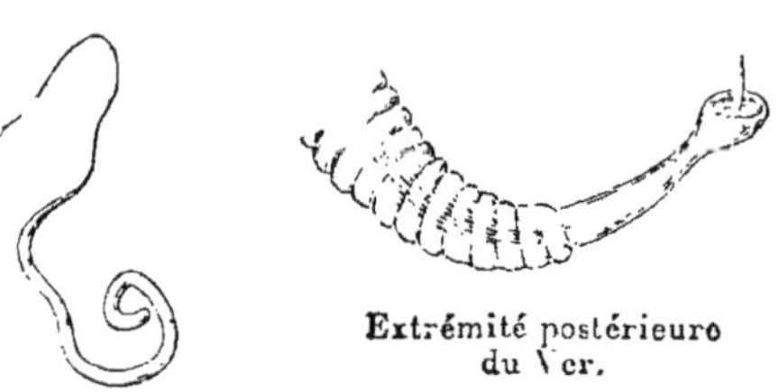

Fig. 40. — Trichocéphale de l'Homme.

Enfin parmi les Vers transmis par l'eau et vivant en para_

sites chez l'homme on peut encore citer l'*Ankylostome*, qui
est la cause de l'*anémie des mineurs*, et certaine petite *Sang-
sue* vivant dans les mares en Tunisie et en Algérie et qui en
se fixant sur le voile du palais ou pharynx provoque des suf-
focations et des hémorragies.

Parasites végétaux. — Les parasites végétaux contenus
dans les aliments ont des dimensions microscopiques et sont
ordinairement décrits sous le nom de *microbes*. Du tube digestif ils peuvent passer dans le sang, qui les transportera dans
tout l'organisme, produisant ce qu'on appelle une *infection*,
tandis que les poisons qu'ils sécrètent produisent une *intoxication*.

On peut classer les viandes d'animaux morts de maladies
infectieuses en deux groupes : celles qui sont capables de
transmettre les maladies à l'homme et celles qui ne le sont
pas.

1° Viandes d'animaux malades de maladies transmissibles à l'homme. — Parmi ces maladies, les plus communes
sont : la *tuberculose* et le *charbon*.

La *tuberculose*, qui fait tant de victimes dans l'espèce
humaine, est fréquente chez le Bœuf. On peut facilement
reconnaître cette maladie chez le Bœuf à l'aide de la *tuber-
culine* de Koch ; il suffit d'injecter cette dernière à un animal tuberculeux pour déterminer chez lui une réaction
fébrile qui se manifeste par une élévation de température.
Si l'animal est sain, il ne réagit pas. Un décret interdit la
vente de la viande d'animaux tuberculeux lorsque ceux-ci
sont à un degré de tuberculose avancé. Si les lésions tuberculeuses sont peu marquées, la viande n'est pas altérée et
peut être consommée. Enfin, signalons que chez les volailles
la tuberculose est fréquente et atteint surtout les viscères
abdominaux et en particulier le foie, que l'on consomme
souvent à peine cuit.

Le *charbon* est une maladie qui atteint surtout le Mouton.
Les viandes provenant d'un animal charbonneux doivent être

interdites, car non seulement leur ingestion peut communiquer la maladie à l'homme, mais leur manipulation est des plus dangereuses.

2º **Viandes d'animaux malades de maladies non transmissibles à l'homme.** — La viande des animaux atteints de la *veste bovine* semble pouvoir être consommée sans danger ; pourtant la loi de 1881, par prudence, en interdit la vente. Quant à la viande des animaux atteints de *péripneumonie*, l'inspection sanitaire la laisse passer.

Les légumes et les microbes. — Depuis quelques années on s'est préoccupé de l'influence que pourraient avoir sur la santé publique les légumes et les fruits arrosés avec les eaux d'égout ou avec les engrais humains. Il est certain que ces produits arrivent contaminés sur les marchés. Mais après avoir subi la cuisson, ils ne sont plus dangereux. Il n'en est pas de même s'ils sont mangés crus. Ainsi, les Fraises, après une pluie, sont salies par les éclaboussures de la terre mouillée, et chaque éclaboussure est un nid à microbes. Il en est de même pour la Salade. C'est pour cette raison que les comités d'hygiène défendent de cultiver dans les champs arrosés avec les eaux d'égout des légumes et des fruits qui se mangent crus et poussent près du sol, comme les Radis, les Fraises, les Salades. Les légumes poussant à quelque distance du sol, comme les Tomates et les Artichauts, ne seraient pas compris dans cette interdiction.

RÉSUMÉ

L'homme trouve ses aliments dans la nature. Aussi l'homme primitif devient-il successivement *pasteur*, puis *agriculteur*.

Les aliments ont diverses origines : *minérale*, *végétale*, *animale*

1º **Aliments d'origine minérale.** — Les principaux sont l'*eau* et le *sel*.

L'*eau* sera étudiée plus loin à propos des *boissons*.

Le *sel* est indispensable à l'alimentation ; on l'extrait des *marais salants* ou des profondeurs du sol.

2° Aliments d'origine végétale. — Les principaux sont :

Le *pain*, aliment de première nécessité, fait avec la farine du Blé (amidon, albuminoïdes, sels). Sous l'influence du *levain*, la pâte fermente. La cuisson stérilise le pain et lui enlève de l'eau ;

Les *légumes*, contenant peu de matières albuminoïdes, mais riches en sels calcaires. Ils sont consommés sous forme de racines, de tiges, de feuilles et de graines. Ces dernières sont les plus nutritives (Haricots, Pois, Lentilles) ;

Les *fruits*, nutritifs seulement par le sucre qu'ils renferment ;

Les *Champignons*, qui sont recherchés pour leur saveur, mais dont la valeur nutritive est faible. Il n'existe aucun caractère d'ensemble permettant de distinguer sûrement les bons Champignons des mauvais ;

Les *condiments* et *épices*, qui, en relevant la saveur des aliments, excitent la sécrétion des sucs digestifs. Leur abus présente des inconvénients.

3° Aliments d'origine animale. — Les principaux sont :

Les *viandes de boucherie*, dont les plus importantes sont celles du Bœuf, du Veau, du Mouton, du Porc et du Cheval. Elles contiennent de l'eau (75 °/₀), des matières albuminoïdes (20 °/₀) et des sels;

Le *gibier*, que procure la chasse, et qui est ordinairement très nutritif, mais d'une digestion difficile. Le gibier *faisandé* doit être rejeté ;

Les *Poissons*, qui constituent un bon aliment, mais qui doivent être mangés frais et bien cuits. On les range en 3 catégories : 1° les P. à chair blanche (*Sole*) ; 2° les P. à chair colorée, un peu grasse (*Saumon*) ; 3° les P. à chair grasse (*Anguille*);

Les *Crustacés*, qui sont nutritifs, mais d'une digestion difficile, et qui produisent de l'*urticaire* chez certaines personnes ;

Les *Mollusques*, qui fournissent : l'*Huître*, facile à digérer ; la *Moule*, plus nutritive, mais moins digestible, et l'*Escargot* ;

Le *lait*, qui est un aliment complet. Il contient : de l'eau, de la graisse (*crème*), une matière albuminoïde (*caséine*), du sucre et des sels. Il est souvent falsifié par l'*écrémage* et le *mouillage*. Au contact de l'air, il subit la fermentation *lactique*, puis *butyrique* ;

Le *beurre*, qui résulte de la soudure des globules gras de la crème. Il est parfois falsifié avec de la *margarine* ;

Le *fromage*, qui provient de la coagulation de la caséine du lait. C'est un aliment très nutritif et un stimulant de la digestion ;

Les *œufs*, qui constituent un aliment de premier ordre et sont cilement digérés. Ils doivent être frais, ce que l'on reconnaît par mirage.

Intoxications alimentaires. — Les aliments subissent souvent des *falsifications*, qui sont inoffensives ou nuisibles.

Les *viandes putréfiées*, qui subissent une sorte de décomposition, sont particulièrement dangereuses à cause des poisons ou *ptomaïnes* qu'elles contiennent et que la cuisson ne détruit pas.

Parasites. — Les *parasites* sont *animaux* ou *végétaux*.

1° Les *parasites animaux* les plus communs sont : le *Ténia* ou *Ver solitaire*, dont la larve se trouve dans la viande du Porc *ladre*; le *Ténia inerme*, dont la larve vit dans la viande du Bœuf; le *Bothriocéphale*, dont la larve se trouve dans les Poissons d'eau douce ; la *Trichine*, fréquente dans les viandes de Porc venant d'Amérique ou d'Allemagne ; l'*Ascaride* et l'*Oxyure*, qui se prennent par l'usage de l'eau non filtrée.

2° Les *parasites végétaux* sont surtout représentés par les *microbes*. Les plus dangereux sont ceux que contiennent les *viandes tuberculeuses* et *charbonneuses*.

CHAPITRE III

CONSERVATION DES ALIMENTS

Utilité des conserves alimentaires. — Conserver aux aliments leur fraîcheur est une question hygiénique de première importance. D'autre part, on a souvent besoin dans un ménage de conserver des aliments, soit pour garder quelques jours des mets qui ne peuvent être consommés immédiatement, soit pour s'approvisionner de substances qui ne sont pas également abondantes et aussi bon marché en toute saison. Or, presque toutes les substances alimentaires, quand elles sont abandonnées à elles-mêmes, ne tardent pas à subir de profondes transformations qui les rendent tout à fait impropres à la consommation ; elles se couvrent de moisissures, elles aigrissent, leur saveur change et elles dégagent le plus souvent une odeur infecte. De tels aliments sont dangereux, car ils peuvent causer de véritables empoisonnements.

Ces phénomènes d'altération des aliments sont dus à des organismes microscopiques qui décomposent les substances organiques pour y trouver leur nourriture, et leur font subir des transformations variées. Pasteur a montré que ces organismes ne se développent pas spontanément et que leurs germes sont apportés par l'air. Comme tous les êtres vivants, ils ont besoin, pour se développer, de chaleur et d'humidité, mais ils peuvent être tués par une température élevée ou par des substances toxiques que l'on appelle *antiseptiques*. Il en résulte que pour conserver des aliments, il faudra empêcher les germes de se développer par le *froid*, ou les détruire par l'emploi de la *chaleur* et des *antiseptiques*. Nous allons voir quelles applications ont reçues ces différents procédés.

§ 1. — Cuisson et stérilisation.

Ce procédé est appliqué à la conservation des viandes, des légumes, du lait et des fruits.

Viandes et légumes. — Le procédé employé pour conserver ces aliments fut inventé en France, par Appert, au début du XIX° siècle. Il consiste à les placer dans des bouteilles ou des boîtes métalliques, à boucher ces vases, et à les plonger dans un bain-marie dont on fait bouillir l'eau. On a soin de ménager dans le couvercle un petit trou pour laisser échapper la vapeur ; puis, la cuisson terminée, on ferme ce trou par une goutte de soudure, et le contenu, mis ainsi à l'abri de

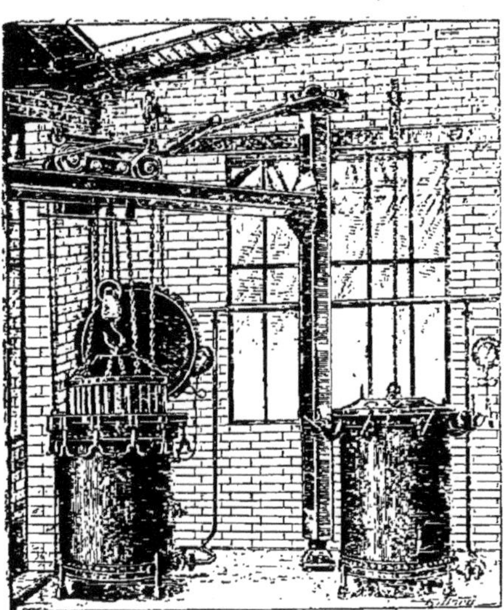

Fig. 41. — Autoclaves servant à stériliser les conserves : à gauche, l'autoclave est ouvert et le panier soulevé; à droite, l'autoclave est fermé.

l'air, doit se conserver indéfiniment.

Pour obtenir ce résultat, deux conditions sont nécessaires :

1° Le vase doit être absolument *étanche*, de façon que l'air ne puisse apporter les germes de la putréfaction ;

2° Le contenu doit être absolument *stérile*, c'est-à-dire privé de tous germes.

Les boîtes de fer étamé sont les plus employées, mais elles ont l'inconvénient d'être attaquées plus ou moins par les matières alimentaires, et celles-ci, en s'imprégnant de composés métalliques, prennent un goût désagréable et parfois une couleur anormale. Pour éviter ces inconvénients, on applique à l'intérieur des boites un vernis qui empêche le contact avec le métal. Des règlements interdisent, en France, l'emploi du plomb pour la soudure ou le sertissage des différentes parties des boîtes.

La température de 100° n'est pas suffisante pour tuer tous les germes de la putréfaction. Pour obtenir une stérilisation absolue, il faut une température de 110 à 120°. C'est pourquoi on se sert d'un appareil appelé *autoclave* (*fig.* 41), formé d'un cylindre vertical dont le couvercle est assujetti au moyen de boulons. Les boîtes à stériliser sont placées dans un panier métallique que l'on peut soulever ou abaisser à l'aide d'un palan et qui s'emboîte dans l'autoclave. Le chauffage est obtenu par de la vapeur circulant dans un serpentin placé au fond de l'autoclave.

A leur sortie de l'autoclave, les boîtes sont bombées à cause de la dilatation du contenu, mais après le refroidissement le bombage disparaît; les fonds deviennent même légèrement concaves. On reconnaît à ce caractère une boîte qui est *bonne* (*fig.* 42). Si, au contraire, la boîte est *mauvaise*, les fonds présentent un bombage dû aux gaz provenant de la fermentation qui s'est produite à l'intérieur. D'autres signes d'altération sont : la liquéfaction de la gélatine, la décomposition de la graisse, l'odeur aigre ou rance, etc.

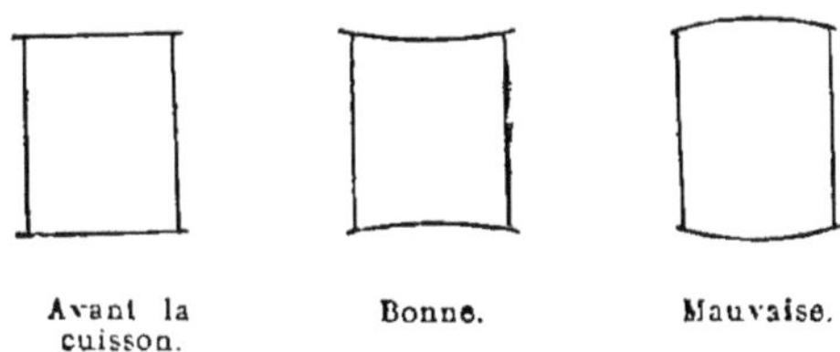

Fig. 42. — Boîtes de conserves.

Une conserve bien stérilisée ne subit aucune altération avec le temps : des millions de boîtes de conserves fabriquées depuis plusieurs années sont consommées journellement sans causer d'accident ; mais il est dangereux de laisser une boîte de conserves ouverte quelque temps avant d'en consommer le contenu, qui s'altère vite au contact de l'air. Dans la Marine, où l'on utilise beaucoup les conserves, il est défendu d'y toucher lorsqu'elles sont ouvertes depuis plus de 24 heures.

Lait. — La conservation du lait, qui présente une grande importance, se fait par *pasteurisation* ou par *stérilisation*.

La *pasteurisation* consiste à chauffer le lait vers 70°, puis à le refroidir rapidement. Ce lait ne se conserve que pendant 48 heures ; après ce délai, les germes qui n'ont pas tous été tués donneraient de nouvelles colonies de microbes. Ce procédé est employé par les compagnies qui fournissent le lait à Paris et dans les grandes villes.

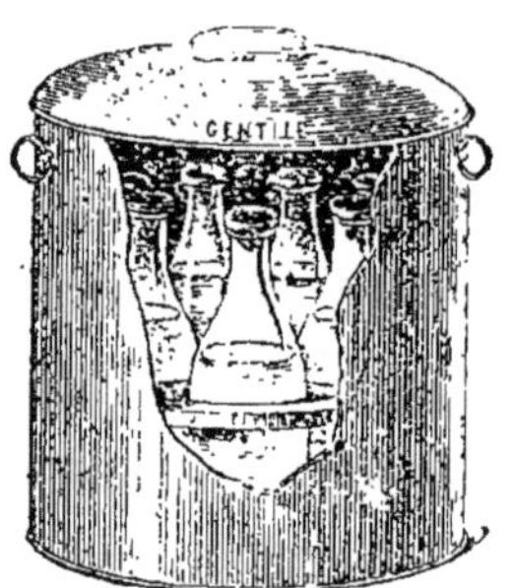

Fig. 43. — Appareil à stériliser le lait.

La *stérilisation* est obtenue en portant le lait à une température qui atteint ou dépasse 100°. Pour cela on place les flacons contenant le lait dans un bain-marie (*fig.* 43) que l'on fait bouillir ; on bouche les flacons avec un capuchon

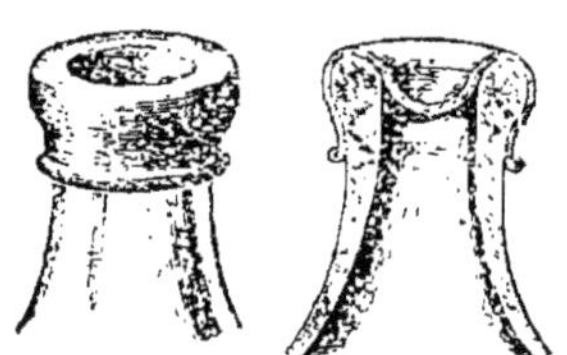

Fig. 44. — Capuchon en caoutchouc après la stérilisation.

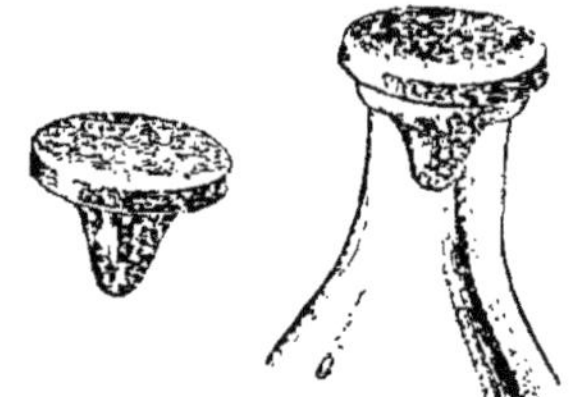

Fig. 45. — Obturateur avant et après la stérilisation.

en caoutchouc blanc (*fig.* 44) ou avec un obturateur (*fig.* 45) qui est un simple disque de caoutchouc. Pendant l'ébullition, la vapeur s'échappe en soulevant le caoutchouc ; pendant le refroidissement, la vapeur se condense, un vide se produit, et le disque s'enfonce sous l'influence de la pression atmosphérique, en fermant bien la bouteille.

Il est nécessaire que cette stérilisation ait lieu aussitôt après la traite, car si le lait a subi le contact de l'air pendant un certain temps, il a été ensemencé par les microbes qui ont sécrété leurs poisons avant la stérilisation, et il peut causer des accidents, surtout chez les enfants.

Dans l'industrie on stérilise le lait dans des autoclaves, en le chauffant à 110° pendant quelques minutes. Mais à cette température le lait est altéré : il jaunit, prend un goût de *cuit* et sa digestibilité diminue.

On prépare aussi dans l'industrie, en Suisse et aux États-Unis, des *laits concentrés* additionnés de sucre, en se servant d'appareils à vide semblables aux cuiseurs de sucrerie.

Fruits. Confitures. — Les *fruits* peuvent être conservés par le procédé Appert décrit plus haut, mais dans les ménages on les conserve généralement sous forme de *confitures.*

Les confitures se font dans une bassine de cuivre non étamé (*fig.* 46), les autres vases pouvant donner mauvais goût ou altérer la couleur des fruits. Mais il faut verser la confiture dans les pots dès qu'elle est cuite, pour éviter la formation du vert de gris, qui serait dangereux. Voici quelle est sommairement la préparation de quelques confitures.

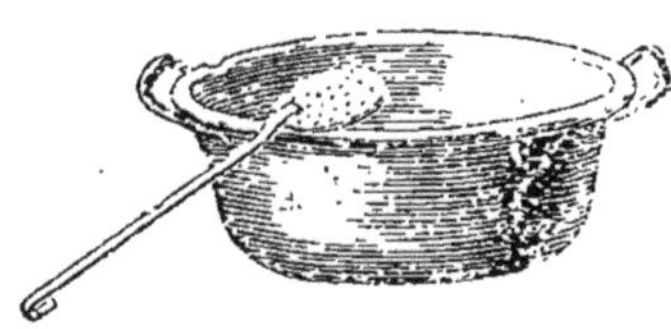

Fig. 46. — Bassine à confitures.

Confitures de Groseilles. — Faites crever des Groseilles dans une bassine, puis faites-les égoutter sur un tamis.

Prenez ensuite une livre de sucre par livre de jus et faites un sirop. Quand le sirop fait la perle, ajoutez-y le jus de Groseilles, tournez sans laisser bouillir et mettez en pots.

Cette confiture est plus fine quand on y ajoute un peu de jus de Framboises.

Confitures de Fraises. — Mettez 375 grammes de sucre par livre de Fraises; faites un sirop avec un verre d'eau par livre de sucre. Quand votre sirop fait la perle, jetez-y vos Fraises. Au premier bouillon, retirez-les et jetez-les sur un tamis; remettez votre jus dans la bassine et laissez bouillir 20 minutes. Jetez-y vos Fraises et mettez dans les pots.

Confitures de plusieurs fruits. — Prendre :

    500   grammes de sucre cristallisé,
    165   —   de Cerises,
     90   —   de Groseilles,
     80   —   de Framboises.

Cuire le tout pendant 2 heures.

Une excellente recette consiste à faire cuire les fruits entiers (cerises, prunes, etc.) avec un quart seulement de leur poids en sucre. Pour assurer la conservation, on stérilise le pot avant d'y verser la confiture en le renversant sur un petit morceau de soufre allumé. En le recouvrant de parchemin, on fait également brûler au-dessus un peu de soufre. Grâce à cette stérilisation, les confitures se conservent très bien. Ce procédé a un double avantage : la saveur du fruit est beaucoup plus marquée et elles sont digérées beaucoup plus facilement par les personnes qui ont l'estomac délicat et les malades qui ne doivent user de sucre qu'avec modération.

Fermeture des pots. — Quand les confitures sont cuites, on les verse dans des pots que l'on remplit complètement, le volume diminuant toujours un peu par refroidissement. On les laisse reposer pendant quelques jours, en ayant soin de les couvrir pour éviter la poussière. Puis on place sur les confitures un papier trempé dans l'eau-de-vie. On recouvre ensuite d'un second papier ou d'un morceau de parchemin que l'on a un peu imprégné d'eau pour qu'il soit bien tendu. On attache ce papier avec une ficelle bien serrée autour du pot. On obtient aussi de bons résultats en coulant au-dessus du premier papier une fine couche de paraffine qui ferme hermétiquement le pot et qui est tout à fait inaltérable grâce à sa composition chimique. Les confitures doivent être placées dans un endroit sec pour se bien conserver ; elles doivent être mises à l'abri de la lumière, surtout si on les a placées dans des vases de verre ; sans cela elles s'altèrent beaucoup plus rapidement. Quand on y a mis la quantité de sucre nécessaire, elles se gardent bien, le sucre agissant comme antiseptique. Si elles ne se conservent pas intactes, il faut les faire recuire ; pour cela on peut se borner à enlever la partie supérieure altérée et placer les pots dans une bassine pleine d'eau froide que l'on porte à l'ébullition pendant un quart d'heure pour assurer la stérilisation.

§ 2. — Le froid.

Chambres frigorifiques et glacières. — On sait depuis longtemps que le froid ne tue pas les microbes, mais qu'il arrête leur développement. Les aliments conservés à une température inférieure à 0° conservent leur aspect de fraîcheur et leur saveur naturelle. Les Mammouths trouvés dans les blocs de glace de Sibérie prouvent que cette conservation est indéfinie. C'est aussi par ce procédé que les navires amènent en Europe les moutons d'Australie ou de La Plata.

Pour obtenir de bons résultats, on congèle la chair à — 15°

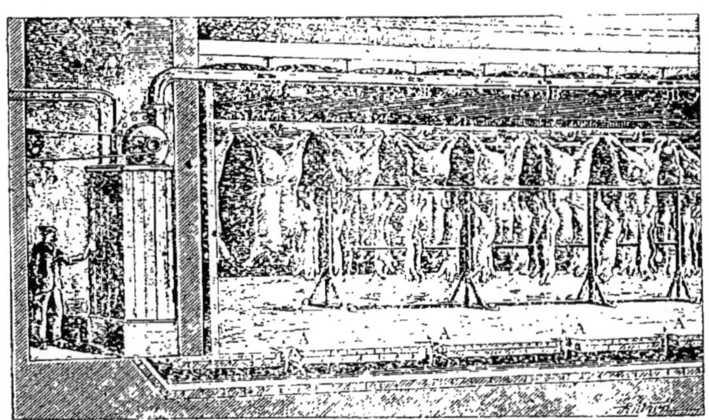

Fig. 47. — Chambre frigorifique contenant des viandes.

immédiatement après l'abatage et on la maintient à — 5° pendant la traversée et jusqu'au lieu du marché. On se sert pour cette opération de *chambres frigorifiques (fig. 47)*, à la partie inférieure desquelles (en A) on fait arriver un courant d'air refroidi artificiellement, tandis qu'un conduit (B) situé en haut aspire l'air à refroidir. La viande conserve ses qualités comestibles et nutritives ; elle perd seulement une légère quantité d'eau, de sorte qu'à poids égal elle est un peu plus riche que la viande fraîche.

Il ne faut pas oublier que le froid ne tuant pas les microbes, la chair d'un animal atteint de maladie infectieuse reste dangeureuse malgré sa congélation. Il est donc utile d'examiner les viandes congelées à leur arrivée en France.

On a installé dans les sous-sols de la Bourse du Commerce de Paris d'immenses chambres frigorifiques qui permettent, aux moments de grands arrivages, de conserver pendant quelques jours des viandes, des Poissons, des fruits, etc.

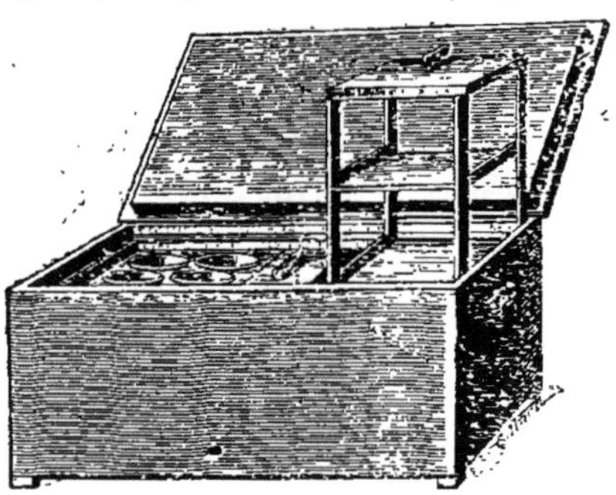

Fig. 48. — Glacière.

Le froid est aussi employé pour conserver pendant quelques jours des aliments qui se gâteraient trop vite, en été, par exemple. On emploie pour cela des *glacières* (*fig.* 48). Si on ne peut se procurer facilement de la glace, il faut essayer d'avoir un garde-manger tourné vers le nord ou mettre les provisions à la cave.

Certains pays, comme le Danemark, où le lait est l'élément principal de la richesse, utilisent aussi le froid pour conserver ce liquide. Le lait, recueilli avec de grandes précautions, est d'abord pasteurisé, puis refroidi à — 25° et congelé dans des moules ; il y prend la forme de tablettes qu'on peut expédier dans des caisses, car elles restent 24 heures sans fondre.

§ 3. — Les antiseptiques.

La nature fournit à l'homme des matières antiseptiques. comme le sel, la fumée du bois et le vinaigre, qu'il peut utiliser pour empêcher la putréfaction des aliments. La chimie en procure d'autres, comme l'acide borique, le formol, l'acide salicylique, etc., qui jouent le même rôle, mais sont nuisibles à la santé et doivent être proscrites.

Salaison, fumage, dessiccation, boucanage. — Dans la *salaison,* on saupoudre de sel la viande à conserver. Celle-ci s'en imprègne peu à peu et se dessèche ; elle perd environ le tiers de son poids, et sa couleur se modifie. Avant de la consommer il faut enlever le sel en excès par un lavage. Les viandes salées sont, en général, d'une digestion difficile ; aussi leur usage prolongé cause-t-il des troubles graves. L'Amérique fournit d'énormes quantités de viandes salées, notamment de Bœuf et de Porc.

Le beurre se conserve aussi par addition de sel. Pour préparer du *beurre salé,* il faut le laver plusieurs fois pour en faire sortir le petit lait. On en prend deux livres à la fois, on l'étend sur une table avec un rouleau comme s'il s'agissait d'un morceau de pâte et on l'amène à l'épaisseur d'un doigt ; on répand du sel dessus (60 grammes par livre), on plie le beurre et on le repétrit plusieurs fois de manière que le sel y soit bien incorporé. On opère ainsi, deux livres par deux livres, jusqu'à la fin. On place le beurre dans des pots de grès très propres, en le pressant bien pour qu'il ne reste aucun vide. Quand les pots sont pleins, on fait fondre du sel dans un peu d'eau que l'on verse sur les pots ; on les recouvre d'une feuille de papier et d'un couvercle.

Le *fumage* consiste à exposer la chair des animaux à la fumée du bois, qui contient des matières antiseptiques, en particulier de la créosote. La viande prend alors une saveur spéciale recherchée par les gourmets, en particulier dans le jambon, les saucisses et certains Poissons. Mais le fumage stérilise seulement les parties superficielles de ces viandes et non les parties centrales, qui peuvent contenir des parasites.

Le *vinaigre* est utilisé pour conserver certains légumes comme les Cornichons.

A la campagne on emploie la *dessiccation* pour conserver certains légumes, comme les Haricots et les Pois verts, ou certains fruits, comme les Cerises, les Prunes et les Raisins. On les fait sécher au four pas trop chaud. Pour cela on les place sur des claies d'osier et on les chauffe à plusieurs reprises. Dans le midi, on conserve les Figues par une simple exposition à la chaleur du soleil.

Enfin, dans les pays chauds, on emploie un procédé simple et rapide qui consiste à exposer directement au soleil brûlant la viande à conserver. Celle-ci se recouvre d'une sorte de croûte qui met l'intérieur à l'abri des germes de l'air. C'est le *boucanage*.

Les œufs. — Les œufs s'altèrent parce que ce sont des substances vivantes, faisant des échanges avec le milieu extérieur à travers la coquille poreuse. De sorte que pour empêcher les œufs de se gâter, il faut les soustraire à l'action de l'air en les plaçant dans du son, de la sciure de bois ou de la poussière de charbon. On peut encore les recouvrir d'une couche protectrice en les trempant dans un lait de chaux, dans de la paraffine fondue, ou dans du silicate de potassium. Les œufs conservés par ce dernier procédé restent excellents, mais ils sont fragiles et peuvent se briser quand on les plonge dans l'eau bouillante. Il suffit, pour éviter cet inconvénient, de les percer avec une aiguille. On peut enfin enduire les œufs d'une mince couche de vaseline et les envelopper de papier : ce procédé très simple donne d'excellents résultats.

RÉSUMÉ

Conservation des aliments. — Pour conserver les aliments, on emploie : la *cuisson*, la *stérilisation*, le *froid* et les *antiseptiques*.

1º Par la *cuisson*, on tue les germes contenus dans les aliments, que l'on conserve alors dans des vases complètement étanches de façon à empêcher l'air d'apporter les germes de la putréfaction. On se sert d'*autoclaves*, de façon à obtenir une température de 110 à 120°. La conservation du lait se fait par *pasteurisation* et par *stérilisation*. Les fruits sont conservés sous forme de *confitures*.

2º Par le *froid*, on empêche le développement des microbes, mais on ne les tue pas. Les viandes congelées dans l'air froid et sec à —15° (*chambres frigorifiques*) se conservent bien. Dans les ménages on peut se servir d'une *glacière*, ou tout au moins d'un garde-manger tourné vers le nord.

3º Les *antiseptiques* les plus fréquemment employés sont le sel (Porc, beurre) et la fumée de bois (charcuterie et Poissons).

Pour conserver les *œufs*, il faut les mettre à l'abri du contact de l'air.

CHAPITRE IV

LES BOISSONS

Les différentes boissons. — Nous avons vu que la nécessité d'absorber des boissons s'imposait à l'homme afin de rendre à l'organisme l'eau qu'il a perdue. Cette nécessité se
manifeste par un besoin impérieux, la soif. Avoir soif, c'est
donc avoir besoin d'eau. C'est la seule boisson qui réponde
à un besoin de l'organisme. Et pourtant nos préjugés sont
tels que nous éprouvons un sentiment pénible à donner un
verre d'eau à quelqu'un qui nous demande à boire. C'est
que, depuis la plus haute antiquité, l'homme ne s'est pas contenté de cette boisson naturelle : il a recherché des liquides
plus parfumés et plus excitants. Ces liquides, ordinairement
peu nutritifs, ont la propriété de stimuler l'organisme en
excitant le système nerveux. Aussi, comme par leur simple
présence, ils donnent plus d'énergie à l'organisme, on les
avait appelés *aliments d'épargne*. En réalité, ils n'ont qu'une
valeur alimentaire très faible, et l'expérience a montré
qu'ils méritaient mieux le nom d'*aliments de gaspillage*, car
s'ils rendent de réels services quand on les emploie judicieu-
sement et modérément, ils causent, au contraire, si l'on en
abuse, des troubles graves dont l'*alcoolisme* est le plus triste
exemple.

Ces différents excitants peuvent être rangés en quatre

groupes : les *boissons aromatiques, fermentées, distillées* et les *liqueurs.*

Nous étudierons successivement ces boissons après avoir parlé de l'*eau.*

§ 1. — L'eau.

Son utilité. — L'eau est la boisson par excellence, et l'on peut vivre et travailler en ne buvant que de l'eau. Elle est un aliment nécessaire puisqu'elle entre pour les trois quarts de leur poids dans la constitution de nos organes. Elle est tellement indispensable à l'existence humaine que les peuplades sauvages, avant de faire une halte ou de fonder un village, s'assurent d'abord de l'*eau potable.* D'autre part, on sait le soin apporté par les Romains aux adductions d'eaux partout où ils s'installaient. Enfin, l'eau est l'unique boisson de certains peuples : Arabes mahométans, Turcs, Indiens, Chinois, Japonais ne boivent que de l'eau ou des infusions aqueuses.

Rien n'est plus sain et n'étanche mieux la soif qu'un verre d'eau *fraîche* et *pure* ; mais rien n'est plus dangereux qu'un verre d'eau qui peut renfermer les germes de certaines maladies. On doit donc veiller à ce que l'eau destinée à l'alimentation soit pure, c'est-à-dire qu'elle ne contienne aucun germe vivant.

Sa pureté. Conditions d'une eau potable. — Une eau potable doit être *fraîche, limpide, sans odeur, agréable au goût, aérée, et propre aux principaux usages domestiques.*

Une eau est *fraîche* si sa température ne dépasse pas 15 degrés ; au delà elle ne désaltère plus ; au-dessous de 5 degrés, elle est trop froide et produit des accidents intestinaux.

Une eau est *limpide* quand elle permet de distinguer, même sous une grande épaisseur, les formes et les arêtes des objets. On peut apprécier la limpidité d'une eau par l'expérience suivante : on enduit d'un vernis noir la moitié droite d'un ballon de verre ; au centre de cet hémisphère on ménage une ouverture de 1 centimètre de diamètre, qu'on éclaire à l'aide d'une lampe ; on remplit le ballon d'eau et l'on constate que le faisceau lumineux qui traverse l'eau a une teinte variable avec la limpidité du liquide : il est d'autant plus visible que les poussières sont plus nombreuses.

L'eau est *aérée*, c'est-à-dire qu'elle contient de l'air en dissolution, si, par l'agitation, on voit des bulles de gaz venir s'accoler aux parois du vase qui la contient.

On reconnaît que l'eau est *propre aux usages domestiques* quand elle dissout le savon en moussant et sans former de grumeaux et quand elle cuit bien les légumes. Si l'eau ne présente pas ces qualités, c'est qu'elle contient trop de matières minérales, plus de 50 centigrammes par litre ; elle est alors indigeste et peut avoir une action nuisible sur l'organisme.

Toute eau qui ne présente pas ces différents caractères doit être rejetée ; mais il faut encore qu'elle ne contienne aucun germe vivant capable de communiquer certaines maladies.

Ses origines. — Les eaux utilisées par l'homme ont diverses origines dont les principales sont : les *sources*, les *rivières*, les *puits*, les *citernes*, les *eaux minérales* et la *glace*.

I. L'eau de source. — C'est la seule eau qui soit pure, car c'est la seule qui, dans les conditions ordinaires, ne renferme pas de microbes. On sait, en effet, qu'elle provient de l'eau de pluie qui s'est infiltrée à travers les couches du sol et purifiée en laissant en route toutes les impuretés, tous les germes qu'elle contenait. Les couches du sol, si elles sont assez épaisses (4 mètres au moins) et poreuses, ont fonctionné comme un filtre parfait en laissant passer seulement l'eau et en retenant les germes.

Pour que cette eau reste pure, il faut éviter de placer dans le voisinage de la source des tas de fumier ou des lavoirs, car les souillures répandues à la surface du sol pourraient pénétrer jusqu'à la nappe d'eau.

Il faut aussi se rappeler que dans les terrains calcaires

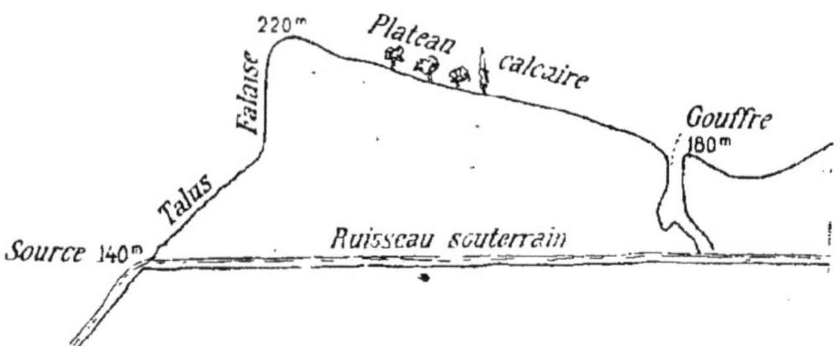

Fig. 49. — Contamination d'une source par un gouffre.
(Plateau de la Berrie, dans le Lot.)

(*fig.* 49), le sol est crevassé, fissuré, et que par ces fissures l'eau de la surface peut disparaître dans la profondeur, circuler sous la terre et réapparaître à une certaine distance, sans avoir subi de filtration et contenant par conséquent toutes les impuretés de la surface. Donc, dans les pays calcaires, les sources que l'on considérait comme pures, à cause de leur limpidité, ne sont pas de vraies sources : ce sont de simples réapparitions de ruisseaux qui ont déjà coulé au dehors et qui sont restés chargés de toutes les impuretés qu'ils ont pu recueillir avant de pénétrer dans le sol.

Les terrains calcaires *n'étant pas filtrants*, les maladies transmissibles par l'eau peuvent passer d'un pays à l'autre à travers de longues étendues de sous-sols par les rivières souterraines. Pour montrer d'une façon sûre la communication entre le point d'absorption d'eaux dangereuses et la source, on utilise la plus puissante des matières colorantes, la *fluorescéine*.

Sans nous étendre sur les travaux de captage et d'adduction, qui sont du domaine de l'ingénieur, disons toutefois que :

1° L'eau doit être captée avec soin et maintenue en mouvement depuis son point de captation jusqu'au robinet de consommation ;

2° L'eau doit toujours circuler à couvert dans des tuyaux rigoureusement étanches, pour être à l'abri de toute souillure.

II. L'eau de rivière ou de lac. — *L'eau de rivière* est toujours impure, car la rivière est le déversoir habituel des résidus de toute sorte. Des lavoirs s'installent sur ses bords ; des égouts y déversent des flots de matières infectes ; des usines y rejettent leurs résidus souvent toxiques. Cette infection est portée à un tel degré dans la traversée des grandes villes que l'aspect repoussant de cette eau inspire le plus profond dégoût.

L'exemple de la Seine est particulièrement instructif à cet égard : en amont de Paris, à Choisy, l'eau de Seine contient 500 microbes par centimètre cube ; à Villejuif, elle en **a** déjà 5 000 ; après la traversée de Paris, à Saint-Denis, c'est 200 000 microbes par centimètre cube qu'elle renferme, ce qui représente environ 30 millions de microbes par verre d'eau ! Certes, ils ne sont pas tous malfaisants, mais quelques-uns peuvent suffire à communiquer des maladies graves.

Pour être utilisées, les eaux de rivière devront donc subir une purification. C'est ainsi qu'à Paris on a installé des bassins filtrants pour les eaux de la Marne et de la Seine. En dehors des villes, les eaux de rivière s'épurent par l'agitation du courant à l'air libre et par l'action du soleil qui détruit les microbes.

Les *eaux des lacs* sont ordinairement assez pures, **car** elles proviennent de la fusion des glaciers ou des cours d'eau des montagnes, peu exposés aux contaminations. De plus, l'eau se purifie encore par le repos dans le lac. Quelques villes ont recours à ce mode d'alimentation : Glasgow, Genève, Stockholm, Chicago. On a proposé, pour alimenter Paris, d'amener les eaux du lac de Neufchâtel à travers le Jura.

Dans une certaine mesure on est renseigné sur les qualités d'une eau de rivière ou de lac par les animaux et les végétaux qui y vivent : une eau que les Poissons n'habitent pas doit être suspecte ; le Cresson ne vit que dans une eau de bonne qualité ; enfin, le Jonc, le Nénuphar, la Menthe, le Roseau recherchent les eaux stagnantes et suspectes. Mais il faut bien savoir que ces qualités peuvent n'être qu'apparentes, car le microscope seul révèle la présence des microbes.

III. L'eau de puits. — Les puits creusés à une grande profondeur peuvent donner de l'eau pure, car c'est en somme de l'eau de source. Mais le plus souvent, le puits est peu profond et l'eau qu'il rassemble appartient à une nappe superficielle qui peut être facilement souillée. Ainsi la plupart des fermes et des maisons de la campagne sont alimentées par des puits creusés au voisinage des bâtiments d'exploitation, des trous à fumier, des écuries, etc. Ces puits sont donc exposés à toutes les infiltrations possibles, d'autant plus dangereuses que les fosses d'aisances sont souvent inconnues et que, si elles existent, leurs parois sont facilement traversées par les matières excrémentitielles. Les puits doivent, par conséquent, être éloignés d'une dizaine de mètres au moins de ces causes d'infection.

Citons aussi les puits artésiens, qui, en Algérie et en Tunisie, ont rendu de grands services à la colonisation de ces pays.

IV. L'eau de pluie ou de citerne. — L'eau de pluie n'est jamais pure lorsqu'elle est recueillie dans les villes, car elle a balayé l'atmosphère et lavé les toits. Elle peut renfermer de l'acide sulfureux, de l'acide nitrique, des gaz ammoniacaux, qui existent dans l'air impur des villes. De plus, en coulant sur les toits, elle se charge de poussières, de microbes, et elle dissout le plomb des gouttières et des toitures. Le plomb reste en dissolution dans l'eau à l'état d'hydrocarbonate et peut causer des empoisonnements.

A la campagne l'eau de pluie est moins impure. Mais dans tous les cas cette eau ne devrait pénétrer dans les citernes qu'après avoir été filtrée : c'est ainsi qu'on procède à Venise, à Cette, à Vannes.

V. Eaux minérales. — Depuis que l'on sait que les eaux de source ne sont pas toujours d'une pureté irréprochable, on consomme beaucoup d'eaux minérales qui passent pour être pures et surtout privées de microbes. Pour qu'elles soient réellement pures, il faut qu'elles aient été bien captées et mises en bouteilles proprement.

On doit considérer comme une falsification l'opération qui consiste à charger artificiellement l'eau de gaz carbonique au moment de l'embouteillage, car l'eau peut alors ne plus posséder les qualités thérapeutiques qui la font rechercher.

Les eaux minérales peuvent aussi s'altérer à la longue. Des eaux sulfatées, par exemple, peuvent produire de l'hydrogène sulfuré, dont la présence se constate facilement par l'odeur d'œufs pourris qui se dégage.

Quant aux eaux gazeuses artificielles, comme l'eau de Seltz, leurs qualités dépendent de l'eau qui a servi à leur fabrication. Il est clair que les microbes mis en bouteilles n'en sont pas moins dangereux.

VI. Glace alimentaire. — La glace alimentaire est surtout utilisée dans les villes. Pendant longtemps on s'est contenté de la *glace naturelle* extraite des étangs avoisinant les villes et provenant, par conséquent, d'eaux contaminées par de nombreux microbes. Or, on sait aujourd'hui que le froid ne détruit pas les microbes, même par une action prolongée. Ainsi le bacille de la fièvre typhoïde, exposé pendant 100 jours à un froid de — 10°, a résisté. C'est pourquoi l'on ne doit consommer que de la *glace artificielle*, fabriquée industriellement avec de l'eau pure. Pour cette raison, le conseil d'hygiène exige qu'une distinction soit établie entre la glace alimentaire et la glace non alimentaire.

En somme, quand on a des doutes sur la pureté de la glace, il est prudent de refroidir les boissons par simple contact en les plaçant dans une glacière.

L'approvisionnement des villes. — Ce que nous venons de dire montre combien il est difficile de fournir à une ville l'eau potable dont elle a besoin. D'autre part, plus les villes sont grandes et populeuses, plus elles se salissent, plus leur nettoyage doit être actif et plus elles ont besoin d'eau.

Le tableau suivant indique la quantité d'eau consommée par tête d'habitant et par jour dans quelques grandes villes :

	En 1894.	En 1902.
Paris	215 litres	320
Marseille.	450 —	»
Lyon	140 —	270
Bruxelles.	115 —	138
Londres	135 —	170
Berlin.	175 —	190
New-York	297 —	750
Lausanne	560 —	»
Rome.	1.000 —	»

Il y a lieu de diviser les eaux en deux groupes : celles du *service public*, destinées à la voirie, à l'arrosage, au tout-à-l'égout et aux besoins industriels ; et celles du *service privé*, destinées aux usages domestiques. C'est pourquoi l'on a recours souvent à une double distribution d'eau : l'une conduisant l'eau suspecte d'une rivière utilisée par la voirie, l'autre servant à l'eau de source destinée à l'alimentation.

Notons qu'en 1903, il y avait encore à Paris 7 000 maisons, sur un total de 75 000, qui n'avaient aucune canalisation d'eau de source. Il est juste de dire que 12 ans auparavant, ce chiffre était de 22 000.

Depuis quelques années on se préoccupe de l'alimentation en eau potable des villages. Dans les pays montagneux, où les sources sont abondantes, le problème est facile à résoudre ; mais dans les pays de plaines, comme la Beauce, les difficultés sont considérables.

Eaux contaminées. — L'eau la plus limpide, de même que la glace la plus transparente, peut, malgré son apparence de pureté, contenir des microbes de toute sorte et en nombre considérable. Tous ces germes, heureusement, ne sont pas malfaisants ; mais il en est beaucoup qui sont dangereux et capables de transmettre des maladies redoutables dont les plus communes sont : la *fièvre typhoïde*, la *dysenterie* et le *choléra*.

La *fièvre typhoïde* est une affection grave qui fait encore de nombreuses victimes. Elle est due à un microbe, le *bacille typhique* (*fig.* 50), qu'on trouve dans la rate, dans l'intestin et les déjections des personnes atteintes de cette maladie. C'est en introduisant ce microbe dans son tube digestif que l'homme sain contracte la fièvre typhoïde. Des faits bien souvent observés ont montré que l'eau jouait le principal rôle dans la contagion de cette maladie. L'eau, en effet, peut être contaminée, soit

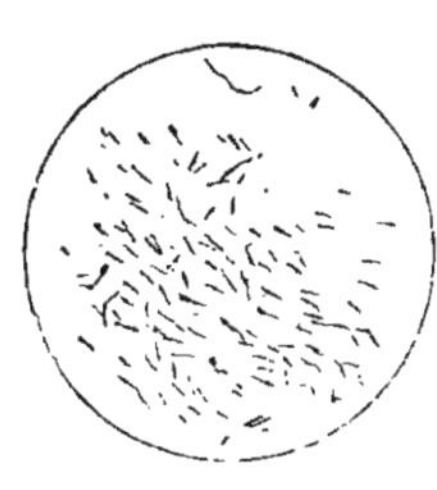

Fig. 50. — Bacille typhique.

directement par les déjections des malades ou le lavage des linges souillés, soit *indirectement* par les infiltrations des fosses d'aisances ou des fumiers infectés. Cette eau pourra introduire dans le tube digestif un nombre considérable de bacilles qui détermineront la maladie.

Voici quelques faits qui montrent bien que l'eau est le principal agent de transmission de la fièvre typhoïde : à Paris, trois à quatre semaines après la distribution d'eau de Seine non filtrée, le nombre des entrées par suite de fièvre typhoïde dans les hôpitaux augmente, et il redevient normal trois à quatre semaines après la fin de cette distribution d'eau impure ; les cas de cette maladie ont diminué beaucoup dans l'armée depuis qu'on emploie de l'eau filtrée ou bouillie.

La *dysenterie* a aussi pour principale cause la putridité de l'eau. C'est ainsi qu'à Vienne, cette maladie si meurtrière a presque disparu, depuis que l'on a substitué l'eau de source à celle du Danube. Pendant l'expédition du Dahomey, la dysenterie fit seulement des ravages lorsque l'eau ne put être filtrée.

Le *choléra* a pour cause un microbe qui a la forme d'une virgule et se multiplie dans l'intestin du malade. On peut donc contracter le choléra en faisant pénétrer ce microbe dans le tube digestif, soit en touchant au linge sali par un cholérique et en maniant ensuite des substances alimentaires, soit, ce qui est plus fréquent, en buvant de l'eau contaminée par ce germe.

Tous ces faits nous montrent l'importance qu'il y a à savoir si une eau contient ou non les germes de ces maladies. Malheureusement on ne connaît pas encore de moyen rapide et facile de révéler leur présence. Il n'existe pour cela que des méthodes compliquées, à la portée seulement de quelques opérateurs. Le plus prudent est par conséquent de considérer toute eau comme suspecte, et de chercher à la purifier par les moyens que nous allons indiquer.

Purification des eaux contaminées. — Pour purifier l'eau, il faut la débarrasser des matières étrangères et surtout des microbes qu'elle contient. Deux moyens sont employés pour atteindre ce but : le *filtrage* et la *stérilisation*.

1º Filtrage. — Filtrer l'eau ne veut pas dire seulement la *clarifier*, mais bien la *purifier*, c'est-à-dire lui enlever tous les germes dont elle est souillée. Tous les filtres clarifient l'eau, mais bien peu la purifient d'une façon complète ; la plupart, en effet, ne retiennent que les impuretés grossières et donnent à l'eau sur laquelle ils agissent la *limpidité*, mais non la *pureté*.

Les différentes méthodes de filtrage peuvent être groupées en deux catégories : dans la première, l'eau est filtrée avant d'être livrée aux particuliers, c'est le *filtrage central* ; dans la seconde, les particuliers assurent eux-mêmes la pureté de l'eau, c'est le *filtrage à domicile*.

Filtrage central. — Il consiste à reproduire les conditions de filtrage naturel, c'est-à-dire à faire passer l'eau à travers une couche de sable qui arrête les germes.

C'est ainsi que des villes comme Berlin, Hambourg, Rot-

terdam, Zurich et, récemment, Paris ont construit des *bassins
filtrants* pour purifier l'eau des lacs ou des rivières. Ce sont
des réservoirs en maçonnerie qui peuvent avoir 3 000 mètres
carrés de superficie et au fond desquels se trouvent des
drains en terre poreuse, des couches de gravier et de sable.
Au début le filtre laisse passer les microbes; puis, peu à peu,
il se forme à la surface du sable une sorte de membrane
gélatineuse constituée par des sédiments, des microbes et
des algues. Ce voile glaireux arrête les germes et laisse passer l'eau presque pure ; mais il épaissit de plus en plus, de
sorte qu'au bout d'un certain temps la filtration cesse et l'on
est obligé de nettoyer le filtre en enlevant un ou deux centimètres de la couche supérieure. A Berlin, les filtres sont
nettoyés tous les onze jours en été, et tous les mois en hiver.
Les villes alimentées par ces eaux filtrées présentent la mortalité la plus faible pour ce qui est de la fièvre typhoïde.
Aussi s'est-il produit en France, depuis quelques années, un
mouvement très net en faveur des bassins filtrants, qui n'y
étaient que rarement utilisés. Pour l'alimentation de Paris,
des bassins fonctionnent à Ivry, pour les eaux de la Seine, et
à Saint-Maur, pour les eaux de la Marne.

Filtrage à domicile. — De tout temps on a filtré l'eau dans
les ménages. Mais on avait seulement pour but de la débarrasser des matières solides en suspension, qui lui donnaient un
aspect peu agréable. On se servait à cet effet de filtres formés de sable et de charbon pulvérisé. L'eau ainsi filtrée était
limpide, mais elle contenait encore tous les microbes qui s'y
trouvaient avant l'opération.

Deux filtres seulement sont capables de retenir les microbes : la vieille fontaine à pierre lithographique, autrefois
très répandue, mais très difficile à entretenir dans un état de
propreté satisfaisant, et le *filtre Chamberland*. Ce filtre est
basé sur ce fait que la porcelaine dégourdie laisse passer
l'eau et arrête les microbes grâce à la petitesse de ses pores.

Il en existe deux types, suivant que l'eau a ou n'a pas de
pression.

Le *filtre à pression* (*fig.* 51) est formé par un tube creux en porcelaine, appelé *bougie*. Cette bougie est placée dans un cylindre métallique que l'on peut visser sur le robinet d'une

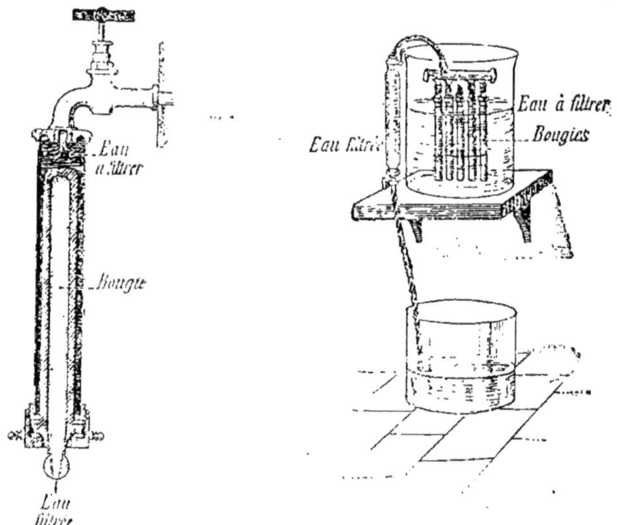

Fig. 51. — Filtre Chamberland
à pression.

Fig. 52. — Filtre Chamberland
sans pression.

conduite d'eau. L'eau arrive dans ce cylindre, passe à travers la porcelaine et s'écoule goutte à goutte par l'orifice inférieur.

Le *filtre sans pression* (*fig.* 52) est utilisé dans les campagnes, où l'on ne peut se servir du filtre précédent, car on ne dispose ordinairement pas d'une pression d'eau suffisante. L'appareil se compose de plusieurs bougies fixées sur un même tube et qu'on plonge dans un seau rempli d'eau. Au tube collecteur on adapte un tube qui, une fois amorcé, fonctionne comme un siphon. L'eau passe alors lentement dans les bougies, puis dans le tube collecteur et vient tomber dans un récipient.

Il faut avoir soin de nettoyer fréquemment les bougies, car la porcelaine se recouvre d'une couche glaireuse. Pour cela il est nécessaire de les brosser toutes les semaines, puis de les placer dans de l'eau additionnée d'acide chlorhydrique et de les passer ensuite dans l'eau bouillante.

2º **Stérilisation.** — La stérilisation consiste à tuer les microbes contenus dans l'eau. Elle peut se faire par la *chaleur* ou par certaines *substances chimiques*, comme l'alun, la chaux, le permanganate de potassium, le brome, l'iode, le fer et l'ozone. Nous laisserons de côté ces procédés chimiques pour ne nous occuper que de la stérilisation par la chaleur, la seule réellement pratique.

L'*ébullition* pendant 10 minutes au moins est le seul moyen certain de purifier l'eau, pour cette raison que la température de 100º tue la plupart des germes, et, en tout cas, sûrement ceux de la fièvre typhoïde et du choléra, à la condition que l'ébullition dure dix minutes au moins.

Faire bouillir de l'eau est une pratique simple et à la portée de tous ; aussi, en temps d'épidémie typhique ou cholérique, ne doit-on faire usage que d'eau bouillie.

L'eau bouillie a perdu l'air et les sels qu'elle contenait en dissolution ; elle passe pour être indigeste. Mais mieux vaut après tout boire une eau lourde et inoffensive qu'une eau légère et malfaisante. On peut ajouter à l'eau bouillie quelques centimètres cubes d'une solution d'acide citrique qui redissout le carbonate de calcium utile à la nutrition, donnant ainsi une eau limpide et plus agréable.

Pour l'approvisionnement des collectivités (casernes, hôpitaux, etc.) on a construit des appareils destinés à stériliser l'eau en grand et sous pression. De cette façon tous les microbes, sans exception, sont tués, et de plus le procédé est économique, car 1 kilogramme de charbon suffit à stériliser 100 litres d'eau.

§ 2. — Boissons aromatiques ou Aliments nervins.

Les boissons aromatiques sont des aliments nervins. — Les boissons aromatiques sont des infusions de feuilles ou de graines. Les plus usitées sont : le *café*, le *thé*, le *cacao*, le *maté*. Ce sont des aliments **nervins**, c'est-à-dire que par l'excitation qu'elles produisent sur le système nerveux, ces boissons donnent une sensation de bien-être, de puissance, qui réveille la vigueur physique et facilite le travail intellectuel. Elles rendent l'effort moins pénible et plus productif, pendant un certain temps.

Toutes contiennent une matière, la **caféine**, qui accroît l'activité musculaire et cérébrale, et permet à l'ouvrier déjà affaibli par un travail antérieur de mieux lutter contre la fatigue et de triompher des difficultés de la vie. Mais si précieuse que soit leur action bienfaisante, chez ceux qui ont à donner « un coup de collier » de courte durée, ces boissons deviennent dangereuses par l'abus, car elles provoquent des troubles organiques, en particulier des maux d'estomac, des palpitations du cœur, des tremblements et même de véritables crises nerveuses.

En pratique donc, l'usage des aliments nervins chez les personnes ayant à travailler de façon continue n'est pas recommandable, car à la période de travail plus facile, succède, si le repos n'est pas suffisant, une période de fatigue et de production moindre.

Le café. — Le *café* est obtenu par une infusion de la poudre des grains torréfiés du *Caféier* (*fig.* 53), arbrisseau cultivé aujourd'hui dans toutes les régions tropicales. Le fruit de cet arbrisseau est une baie rouge de la grosseur d'une petite cerise ; il renferme deux graines qui sont

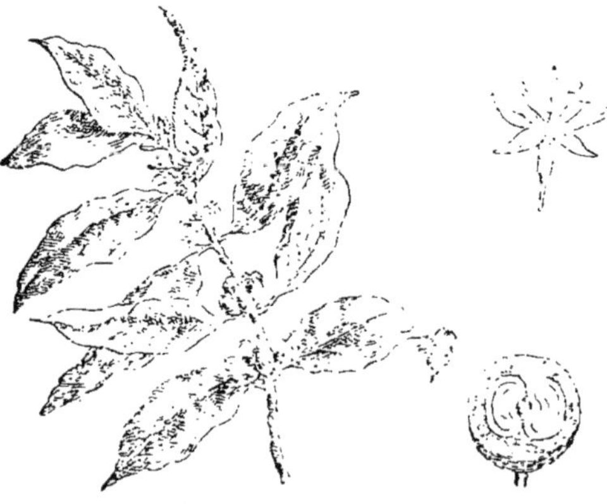

Fig. 53. — Rameau, fleur et fruit du Caféier.

les grains de café. Ce grain contient un parfum qui se développe à mesure que le grain vieillit. Pour obtenir l'infusion de café, il est nécessaire de faire bouillir l'eau.

Non seulement le café facilite et active la digestion, mais il est un contrepoison utile dans certains empoisonnements alimentaires et permet de combattre les excès alcooliques et les effets de la nicotine chez ceux qui abusent du tabac.

A cause de son prix élevé le café est souvent falsifié. Le grain peut être fabriqué de toutes pièces à l'aide de farines torréfiées, aromatisées, agglutinées avec de la dextrine, puis moulées. Mais c'est surtout sur le café en poudre que la fraude s'exerce par l'addition de farine, de poudre de glands et, le plus souvent, de chicorée torréfiée. Le mélange de la poudre de chicorée n'est pas toujours considéré comme une falsification, car en Allemagne et dans le nord de la France le café pur est peu apprécié : le bon café doit contenir de la chicorée. C'est un préjugé inexplicable, car la chicorée n'a aucune des propriétés stimulantes du café. Toutefois ses propriétés laxatives peuvent rendre quelque service.

On reconnait facilement si la poudre de café contient de la chicorée en mettant une pincée de cette poudre dans un verre d'eau : si elle est pure, elle surnage et ne s'imbibe que lentement, tandis que si elle contient de la chicorée, celle-ci tombe au fond du verre et donne une coloration brune.

Le thé et le maté. — Le *thé* est obtenu par une infusion de feuilles sèches d'un arbrisseau (*fig.* 54) originaire de Chine. Une tasse de thé faite avec 5 grammes de feuilles contient à peu près la même quantité de caféine que la tasse de café faite avec 15 grammes de café. Pourtant ces boissons n'ont pas la même action ; le thé peut en effet produire de l'insomnie chez des sujets habitués au café, ou inversement.

La même plante peut donner le *thé noir* et le *thé vert* ; mais alors que le premier provient de feuilles rapidement séchées au soleil, le second est obtenu par des feuilles séchées à l'ombre et qui ont subi un commencement de fermentation ;

il contient par conséquent plus d'essence, il est plus aromatique, mais aussi plus excitant que le thé noir.

L'infusion de thé calme bien la soif et active la digestion. Elle peut même entraîner les aliments avant qu'ils soient digérés complètement, de sorte que la nutrition se fait mal et qu'un amaigrissement se produit. Aussi les grands buveurs de thé sont-ils ordinairement maigres.

La falsification du thé se fait avec des feuilles desséchées de Fraisier, d'Érable, de

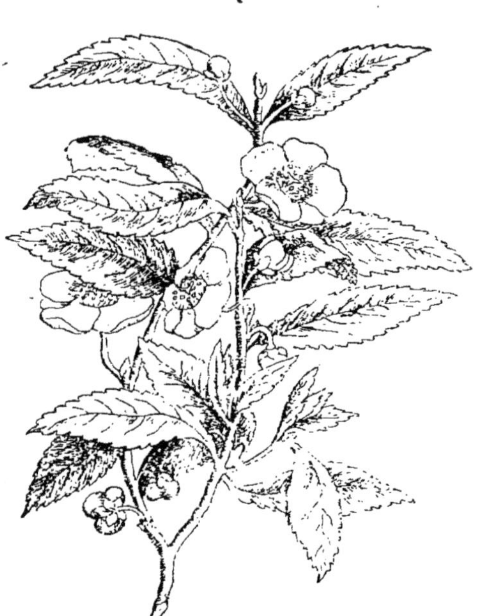

Fig. 54. — Rameau fleuri de Thé.

Frêne, ou avec des feuilles de thé ayant déjà servi.

Le *maté* est obtenu par une infusion de feuilles d'une sorte de Houx ; il est très consommé dans l'Amérique du Sud.

Cacao, kola, coca. — Le *cacao* contient peu de caféine, aussi est-il peu excitant ; mais il renferme une sorte de beurre qui le rend très nutritif.

La *kola* renferme, avec la caféine, de la théobromine, qui est un stimulant des muscles, et les nègres de l'Afrique tropicale la consomment couramment.

La *coca* provient d'un arbuste de l'Amérique du Sud dont les feuilles mâchées par les indigènes leur permettent de résister à un jeûne prolongé. C'est que la coca contient une matière spéciale, la *cocaïne*, qui calme la faim et la soif, tout en accroissant l'activité musculaire. La dissolution de cocaïne est employée en chirurgie, comme anesthésique local ; elle supprime la douleur sans abolir la sensibilité tactile.

§ 3. — Boissons fermentées.

Leur origine. — Les boissons fermentées proviennent de la décomposition des jus sucrés sous l'influence de Champignons microscopiques appelés *levures*. Ces êtres vivants décomposent le sucre en alcool et en gaz carbonique : c'est ce qu'on appelle la *fermentation alcoolique*.

La matière première de l'alcool est donc le sucre. C'est pourquoi les boissons fermentées provenant de jus sucrés sont toutes à base d'alcool ; mais elles ne peuvent en contenir qu'une quantité limitée, car les levures qui transforment le sucre en alcool cessent de fonctionner quand le liquide renferme 16 à 17 °/₀ d'alcool. Par la *distillation* des boissons fermentées, on extrait l'alcool et on obtient de l'alcool presque pur ou étendu d'eau au degré que l'on veut. Telle est la différence entre les boissons *fermentées* et les boissons *distillées*.

Nous allons étudier les trois boissons fermentées les plus communes : le *vin*, le *cidre* et la *bière*.

Le vin. — Le vin est le produit de la fermentation du jus de raisin sous l'influence des levures qui vivent naturellement sur le fruit.

Sa composition. — Elle est très complexe. Le vin contient de l'*alcool* (environ 10 °/₀), du *tanin*, des *sels* (chlorures, phosphates, bitartrate de potassium ou crème de tartre), de la *glycérine*, des traces d'*éthers* (bouquet du vin) et d'*aldéhydes*.

La quantité d'alcool contenue dans 100 parties de vin est ce qu'on appelle le *degré alcoolique*. Ce degré varie beaucoup; il va depuis 6 dans les vins du Centre jusqu'au-dessus de 15 dans les vins du Midi. Les vins contenant plus de 15 °/₀ d'alcool sont appelés *vins de liqueur*; tels sont : le Banyuls, 17°; le Madère, 20°; le Marsala, 23°.

La composition du vin varie suivant qu'il est *rouge* ou *blanc*.

Le *vin rouge* est obtenu en faisant fermenter le jus sucré au contact de la grappe ; l'alcool, à mesure qu'il se forme, dissout la matière colorante rouge des grains de raisin et une certaine quantité de tanin. Aussi le vin rouge est-il essentiellement tonique.

Le *vin blanc* s'obtient aussi bien avec le raisin rouge qu'avec le raisin blanc, mais il faut pour cela que le jus de raisin fermente seul, isolé des grappes. Il est pauvre en tanin, mais assez riche en crème de tartre, ce qui le rend diurétique.

Le vin est à la fois un excitant et un aliment. Excitant par son alcool, « il nous nourrit par sa crème de tartre et ses phosphates, qui fournissent à nos cellules la potasse et le phosphore nécessaires, et par la glycérine, qui sert à la production des graisses ; il nous convient aussi par les éthers qui le parfument, il nous soutient par ses matières tanniques et colorantes, qui nous tonifient à la façon du quinquina et qui activent les fonctions de l'estomac ». (A. GAUTIER.)

Cela n'est vrai, hâtons-nous de le dire, que du bon vin naturel et pris à dose modérée. Falsifié ou pris en trop grande quantité, il devient un danger que nous préciserons plus loin à propos de l'alcoolisme.

Actuellement, le vin est en défaveur. Pendant longtemps tous les médecins, sans exception, le conseillèrent aux anémiques et aux débilités ; c'était l'époque des vins toniques et médicinaux. Il était partout reconnu qu'un petit verre d'un vieux vin de Bordeaux remontait les débiles et les surmenés. Puis un revirement se produisit : quelques médecins à l'estomac délicat, d'autres préoccupés de la plaie de l'alcoolisme, enfin tous ceux qui digéraient mal le vin (car il est réellement

des estomacs qui ne le supportent pas) déclarèrent que le
vin était toxique et qu'il valait mieux se contenter d'eau
pure. Évitons ces exagérations. Du bon vin pris à dose modérée n'a jamais empoisonné personne. Contentons-nous de
régler la quantité que nous buvons, par notre tempérance
et notre raison, et non par la mode.

Ses falsifications. — Actuellement le vin naturel est si
bon marché qu'on ne fabrique plus cette boisson comme on
le faisait il y a quelques années. Pourtant on fait encore
subir au vin certaines falsifications, dont les plus communes
sont : le mouillage, le vinage, le sucrage et le plâtrage.

Le meilleur moyen de découvrir la falsification d'un vin
est d'en faire l'analyse chimique et de la comparer avec celle
d'un vin authentique du même crû et de la même année,
car il ne faut pas oublier que le vin du même crû a sa composition qui varie avec l'année. Un dégustateur habile peut
aussi arriver à découvrir les fraudes, mais il n'y a ni règle,
ni principe pour cela.

Le *mouillage* consiste à ajouter au vin naturel une certaine quantité d'eau, ce qui fait baisser le degré alcoolique ;
on est alors amené à relever celui-ci en ajoutant de l'alcool:
c'est ce qu'on appelle le *vinage*. Le mouillage appelle donc
le vinage. Or, le vinage est dangereux, car la composition
chimique naturelle du vin est changée. C'est au vinage,
malheureusement trop fréquent, qu'il faut attribuer la plupart des désordres produits dans l'organisme des buveurs de
vin, alors qu'autrefois ceux-ci présentaient rarement les
troubles de l'alcoolisme. La loi interdit le vinage quel qu'il
soit.

Comme le vin mouillé perd de sa couleur, on lui ajoute
souvent des matières colorantes : elles peuvent être inoffensives, comme les baies de Sureau et le Campêche; mais elles
sont dangereuses quand elles proviennent de la houille,
comme la fuchsine.

Au lieu d'ajouter de l'alcool au vin, on peut pratiquer le
sucrage, c'est-à-dire qu'on sucre le jus de raisin en fermen-

lation, afin d'augmenter la proportion d'alcool. Cette opération est condamnée par une loi récente (1907).

Le *plâtrage* consiste à ajouter du plâtre dans le vin afin de lui donner une coloration plus vermeille et de rendre sa conservation plus facile en augmentant son acidité. Les vins plâtrés, en effet, supportent mieux la chaleur et le transport. Mais l'usage du vin plâtré étant dangereux pour l'intestin et surtout pour les reins, la loi exige que la quantité de plâtre ne dépasse pas 2 grammes par litre.

Enfin, on procure aux vins des *bouquets artificiels* à l'aide d'essences qui donnent l'illusion des crûs les plus réputés de Bourgogne et de Bordeaux, mais sont des poisons redoutables. Quelques centimètres cubes de ces essences pures suffisent pour tuer un Chien.

Ses maladies. — Il ne suffit pas d'avoir du bon vin naturel, il faut encore le conserver sans qu'il s'altère ; car malgré les soins qu'on lui prodigue, il prend souvent des maladies, telles que la *piqûre*, la *graisse*, la *pousse*, la *tourne*, l'*amertume*, etc. Le vin malade devient nuisible à l'organisme.

Les découvertes de Pasteur ont montré que ces maladies étaient causées par des germes qui se trouvent partout, même dans le vin le plus robuste, mais se développent seulement quand les circonstances sont favorables. Si on maintient le vin dans une cave bien fraîche, les germes ne s'y développent pas et tombent dans la lie, dont on devra se débarrasser par des soutirages. Ces soutirages, de même que l'embouteillage, ne devront être faits que lorsque la pression atmosphérique sera élevée, de façon à maintenir les gaz en dissolution dans le vin.

Le cidre. — Le cidre est obtenu par la fermentation du jus de pomme. C'est la boisson habituelle en Normandie, en Bretagne et en Picardie. Il est d'abord sucré et mousseux et peut se conserver quelques années s'il est mis en bouteille ; mais tiré au tonneau, son alcool s'oxyde et donne de l'acide acétique : il *durcit*.

Son degré alcoolique moyen est de 5. Il est riche en acides organiques, notamment en acide malique. Les sels de potassium qu'il contient lui donnent des propriétés purgatives et diurétiques.

Le cidre s'altère facilement : il *file* et devient visqueux s'il ne contient pas assez de tanin, ni d'alcool ; il *noircit* s'il contient trop de sels alcalins, ce qu'on peut éviter en ajoutant de l'acide tartrique.

Le cidre est une boisson saine, mais il ne doit être consommé ni trop sucré, car il provoque des accidents intestinaux, ni trop acide, car il irrite l'estomac. Il facilite les fonctions éliminatrices ; la maladie de la pierre est presque inconnue chez les buveurs de cidre.

La bière. — La bière provient de la fermentation du *moût* sucré de l'Orge.

Pour préparer ce moût, on fait germer l'Orge pendant quelques jours. On la dessèche ensuite pour arrêter la germination, et l'on obtient une poudre ou *malt*, que l'on brasse avec de l'eau tiède. Quand cette dessiccation est poussée jusqu'au voisinage de la torréfaction, on obtient un malt propre à la fabrication des bières brunes. Le liquide sucré ainsi obtenu est le moût, qu'on laisse fermenter ; mais auparavant on le fait bouillir avec du Houblon, qui lui communique une amertume particulière.

Par cette ébullition le liquide est stérilisé et peut être ensuite ensemencé avec des levures pures sélectionnées, propres à l'obtention de telle ou telle variété de bière.

Le degré alcoolique moyen de la bière est 5. Elle est plus riche en matières nutritives que le vin, mais elle n'en a pas les propriétés stimulantes. A faible dose, elle excite l'appétit ; mais, prise en grande quantité, elle dilate l'estomac et produit des troubles digestifs.

Les falsifications de la bière sont nombreuses : la plus fréquente consiste à remplacer en partie le moût sucré de l'Orge par des glucoses impurs qui donnent par la fermentation des produits nuisibles ; on remplace aussi le Houblon, qui coûte cher, par d'autres substances amères telles que l'acide picrique, le fiel de bœuf, le buis, la gentiane ; enfin, pour conserver la bière, qui s'altère facilement, on l'additionne d'acide salicylique, matière dangereuse.

Le tableau suivant montre bien les qualités nutritives du vin, du cidre et de la bière.

	VIN	CIDRE	BIÈRE
Degré alcoolique	10	5	5
Matières solides totales par litre.	20^{gr}	40^{gr}	50^{gr}
Matières minérales par litre . .	2	2,8	2,5
Sucre — . .	1,5	8	16
Dextrine — . .	»	»	22
Tartre — . .	2,05	»	»
Albumine — . .	traces	traces	5
Acides . — . .	5	4,5	2
Gaz carbonique — . .	traces	traces	2

En résumé, le *vin* est la boisson fermentée la plus alcoolique et la plus tonique ; le *cidre* est moins alcoolique et plus rafraîchissant ; la *bière* est la plus nutritive.

§ 4. — Boissons distillées.

Les boissons distillées sont obtenues par la distillation des boissons fermentées ou de matières ayant subi la fermentation alcoolique. On peut les ranger en trois groupes : les *eaux-de-vie naturelles*, les *alcools d'industrie* et les *eaux-de-vie artificielles*.

Outre l'alcool ordinaire ou *éthylique*, les boissons distillées contiennent des impuretés qui leur donnent un bouquet recherché des buveurs, mais qui sont très toxiques. Parmi ces produits les uns sont plus volatils que l'acool ordinaire, ce sont : les *aldéhydes*, les *éthers* et les *essences* ; les autres sont moins volatils, savoir : les *alcools* dits *supérieurs*, notamment *l'alcool propylique*, *l'alcool butylique* et *l'alcool amylique*, le plus toxique de tous ; enfin le *furfurol*, ou aldéhyde pyromucique, dont l'action convulsivante est caractéristique.

On peut, par un travail compliqué, enlever ces impuretés et obtenir de l'alcool pur : on dit alors qu'il est *rectifié*. Cette opération industrielle exige un outillage perfectionné et ne se fait convenablement que dans les grandes distilleries.

Eaux-de-vie naturelles. — Elles sont tirées des boissons fermentées par simple distillation. Leur degré alcoolique varie de 38 à 62.

Les plus communes sont :

L'eau-de-vie de vin, provenant de la distillation du vin ; c'était jadis la seule connue en France ; celle de la Charente est particulièrement renommée sous le nom de *cognac* ou *fine champagne*. Elle contient peu d'alcools supérieurs ;

L'eau-de-vie de marc, provenant de la distillation des marcs de Raisin fermentés, et l'*eau-de-vie de cidre* ou *Calvados*, obtenue par la distillation du cidre. Toutes deux renferment une certaine quantité d'alcool propylique qui leur donne un bouquet recherché, mais qui les rend plus toxiques que la précédente ;

Le *rhum*, provenant de la distillation du jus de Canne à sucre fermenté, et le *tafia*, obtenu avec les mélasses de Cannes ;

L'eau-de-vie de fruits, retirée des jus sucrés et fermentés de certains fruits, tels que les Cerises qui donnent le *kirsch* et les Prunes qui fournissent l'eau-de-vie de quetsche. Le kirsch doit son parfum à un mélange d'essence d'amandes amères et d'acide prussique.

On peut encore citer l'*eau-de-vie de grain*, l'*eau-de-vie de betterave*, riche en alcool butylique, et l'*eau-de-vie de pomme de terre*, contenant beaucoup d'alcool amylique et de furfurol.

Alcools d'industrie. — Ces alcools, que l'industrie produit en quantité considérable, ont diverses origines. On peut extraire de l'alcool de toute substance contenant du sucre, ou même des hydrates de carbone (amidon, cellulose) capables de produire du sucre. A cet effet, on transforme d'abord l'amidon en glucose par l'acide sulfurique étendu ou par le malt (Orge germée). Il suffit ensuite de faire fermenter et de distiller.

On fabrique ainsi de l'alcool avec la Pomme de terre, les céréales, la Châtaigne, etc. On extrait même de l'alcool de la sciure de bois que l'on saccharifie par l'acide sulfurique et qu'on fait fermenter.

Tous ces alcools contiennent de nombreuses impuretés qu'il est nécessaire d'enlever par la rectification avant de les livrer à la consommation.

Eaux-de-vie artificielles. — Elles sont obtenues à l'aide des alcools d'industrie que l'on amène au degré exigé par le commerce (environ 45°) en ajoutant de l'eau, puis que l'on aromatise à l'aide d'essences ou *bouquets*. Aussi ces eaux-de-vie sont-elles nuisibles non seulement par leur alcool, mais encore et surtout par les essences toxiques avec lesquelles on les aromatise.

Le *bouquet de cognac*, par exemple, qui est obtenu par l'action de l'acide nitrique sur un mélange d'huile de ricin et autres corps gras, peut tuer un Chien à la dose d'un centigramme.

Le *bouquet de noyau*, dont on se sert pour fabriquer certains kirschs, résulte d'un mélange de nitrobenzine et d'aldéhyde benzoïque. Cinq grammes de cette essence tuent un Chien en un quart d'heure, en provoquant des convulsions tétaniques : c'est la dose qui entre dans la fabrication d'un litre de kirsch.

Toxicité des alcools. — Tous les alcools sont toxiques, mais ils le sont à des degrés divers. A ce point de vue on peut les ranger dans l'ordre croissant que voici : *alcool éthylique, propylique, butylique, amylique* et *furfurol*.

Ainsi, tandis qu'il faut environ 90 grammes d'alcool éthy-

lique pour tuer rapidement un Chien pesant 14^{kg}, il suffit de
46 grammes d'alcool propylique, de 27 d'alcool butylique, de
22 d'alcool amylique et de 10 seulement de furfurol.

Ces expériences montrent que la rectification complète des
eaux-de-vie ne suffirait pas pour faire disparaître les accidents
de l'alcoolisme, puisque ceux-ci sont produits même par l'alcool éthylique **pur**.

§ 5. — Boissons à essences ou liqueurs.

Les liqueurs sont ordinairement fabriquées avec des alcools
d'industrie auxquels on ajoute des essences aromatiques
toujours toxiques. Par leur alcool et par leurs essences, elles
sont donc doublement toxiques. On les range en deux groupes : les liqueurs dites *apéritives*, et celles dites *digestives*.
Aucune d'elles d'ailleurs ne mérite ces appellations.

Liqueurs dites apéritives. — Les plus importantes sont :
l'*absinthe*, le *vermouth*, les *amers*, les *quinquinas*.

Toutes sont mauvaises, mais la plus funeste à coup sûr est
l'*absinthe*, dont l'effet si particulier a reçu un nom spécial :
l'*absinthisme*. Cette boisson agit par son degré alcoolique
élevé (60 à 72°) et surtout par les essences qu'elle renferme
et qui, toutes, ont des propriétés *stupéfiantes* et *épileptisantes*.
Les attaques épileptiques des absinthiques leur sont spéciales ;
elles ne se retrouvent pas chez les alcooliques qui n'ont pas
abusé de cette terrible liqueur : elles sont donc bien dues à
l'absinthe.

Pour préparer l'absinthe, on fait macérer dans l'alcool des
plantes odorantes (feuilles et fleurs de grande Absinthe, de
petite Absinthe, de Fenouil ; fleurs d'Hysope ; fruits d'Anis et
de Badiane, etc.) et on distille ensuite.

L'essence de Reine-des-prés, qui forme un élément consti-
tutif du *vermouth* et du *bitter*, est aussi épileptisante.

A côté de ces boissons dangereuses, on doit placer un produit des plus toxiques et auquel on attribue bien à tort des

propriétés réconfortantes : c'est le *vulnéraire* ou *eau d'arquebuse*, qui renferme jusqu'à 18 espèces d'essences végétales, toutes plus ou moins toxiques.

Liqueurs dites digestives. — Toutes, même prises à faible dose, sont nuisibles par leur degré alcoolique et par les essences qu'elles renferment; elles retardent d'ailleurs la digestion plutôt qu'elles ne l'accélèrent.

Le tableau suivant indique la teneur en alcool de quelques-unes de ces liqueurs :

Chartreuse verte .	. 57°	Curaçao.	. . . .	39
Kummel .	. . . 50	Liqueurs ordinaires .		28
Chartreuse jaune.	. 43	Cassis.	. . . . .	**20**
Bénédictine.	. . . 43			

§ 6. — L'alcool et la digestion.

Aucun organe n'échappe à l'œuvre de destruction de l'alcool, mais celle-ci porte surtout sur l'estomac, le foie, le cœur et les vaisseaux, et le système nerveux. Ces effets désastreux seront étudiés dans le Cours de Quatrième année; nous indiquerons seulement aujourd'hui l'influence de l'alcool sur la digestion.

L'alcool est-il un aliment ? — C'est une question qui a été passionnément discutée. Or, il résulte des expériences faites par plusieurs physiologistes qu'une partie de l'alcool est brûlée dans le corps et que des quantités équivalentes d'alcool et d'aliments (graisse, sucre, etc.) produisent la même énergie. Mais il faut bien savoir que ces expériences ont été faites sur de faibles quantités d'alcool : 65 à 85 grammes par jour pour un homme, ce qui équivaut à une bouteille de vin. Si cette dose est dépassée, l'excès d'alcool n'est pas brûlé, il se fixe sur les organes et les altère comme nous allons le dire.

Il faut aussi **remarquer** que cette quantité d'alcool ne doit pas être prise sous forme d'eau-de-vie par exemple, ce qui serait certainement pernicieux, mais bien à l'état de boisson fermentée autant que possible étendue d'eau.

Il faut aussi savoir que si l'alcool est ingéré par un individu à vie sédentaire, il est incomplètement brûlé et imprègne le foie et le cerveau, jusqu'au moment où il sera complètement éliminé par les reins et les poumons. Au contraire, s'il est ingéré par un individu faisant un travail de force, il est brûlé complètement et rapidement. Dans ce cas, il agit comme un véritable aliment.

L'alcool attaque les organes de la digestion et trouble la nutrition. — Chez les buveurs de vin, la langue est rouge et fendillée ; la muqueuse de l'estomac durcit et ne sécrète plus suffisamment de suc gastrique, de sorte que les digestions sont lentes et pénibles ; l'estomac peut même s'*ulcérer*, c'est-à-dire présenter des plaies qui causeront des vomissements de sang et de vives douleurs ; l'intestin présente également des lésions qui se manifestent par de la diarrhée ou de la constipation ; enfin, le foie devient dur, douloureux et subit une altération profonde connue en médecine sous le nom de *cirrhose*. Pour toutes ces raisons, la nutrition se fait mal, et l'alcoolique devient maigre ou obèse.

Les troubles causés par les boissons distillées, et particulièrement par l'absinthe, sont encore plus graves, surtout si l'alcool est pris à jeun. Aussi le petit verre du matin que beaucoup d'ouvriers prennent « pour tuer le ver » est-il des plus nuisibles. L'appétit disparaît ; l'amaigrissement se produit, et la faiblesse est telle que l'alcoolique devient la proie des maladies contagieuses. Toujours il est frappé le premier dans les épidémies. Il est surtout très exposé à la tuberculose : sur 100 phtisiques, on en compte 90 qui, avant l'invasion de la maladie, étaient alcooliques.

Des expériences récentes, faites sur des Chiens, ont montré que la toxicité de l'alcool était plus grande lorsque le régime alimentaire était insuffisant. Si, au contraire, on alimente convenablement ces animaux, ils supportent sans grand dommage une intoxication alcoolique prolongée et forte. Ceci explique pourquoi les individus en état de misère physiologique sont les premières victimes de l'alcoolisme et pourquoi les individus bien portants et largement alimentés résistent mieux.

RÉSUMÉ

I. L'eau. — L'eau est nécessaire à la vie ; mais elle doit être *potable* et surtout ne pas contenir de germes capables de communiquer certaines maladies.

L'eau potable doit être fraîche, limpide, aérée et propre aux usages domestiques (savonnage et cuisson des légumes).

Les eaux utilisées dans l'alimentation sont :

1° L'*eau de source* : c'est la seule qui soit pure ; mais il faut la capter avec soin et la distribuer dans des conduites bien étanches ;

2° L'*eau de rivière* : elle est toujours impure. Celle des lacs est ordinairement assez pure ;

3° L'*eau de puits* : elle peut être pure si le puits est profond, mais elle est souvent contaminée par les eaux superficielles ;

4° L'*eau de pluie ou de citerne* : elle est presque toujours impure à cause des poussières qu'elle a balayées ;

5° Les *eaux minérales* : ordinairement pures, à la condition qu'elles soient bien captées et mises en bouteilles proprement. Les *eaux gazeuses artificielles* sont souvent suspectes ;

6° La *glace alimentaire* : pour être pure elle doit être fabriquée industriellement avec de l'eau pure.

Eaux contaminées. — Les eaux contaminées sont des eaux impures contenant les germes de certaines maladies et en particulier de la *fièvre typhoïde*, de la *dysenterie* et du *choléra*. La substitution d'une eau pure à une eau suspecte modifie toujours l'état sanitaire d'une ville : la mortalité par la fièvre typhoïde, par exemple, s'abaisse dès qu'on a pris cette mesure.

Purification des eaux contaminées. — Pour purifier des eaux contaminées, il faut les débarrasser des germes qu'elles contiennent. Deux procédés sont employés :

1° Le *filtrage*, qui peut se faire en grand dans des *bassins filtrants*, ou à domicile dans des filtres en porcelaine dégourdie (filtre Chamberland) ;

2° La *stérilisation*, qui peut se faire par la chaleur ou certaines substances chimiques ; l'*ébullition*, pendant 10 minutes au moins, est le seul moyen certain de purifier l'eau, car à 100° les germes des maladies sont tués.

II. Boissons aromatiques. — Ce sont des infusions de feuilles ou de graines. Les plus usitées sont : le *café*, le *thé*, le *cacao*, le *maté*. Ce sont des aliments *nervins*, c'est-à-dire qu'ils agissent sur le système nerveux en réveillant la vigueur physique et en facilitant le travail intellectuel. Leur abus est dangereux.

Le *café* sert aussi à combattre les excès alcooliques, et les effets de la nicotine chez ceux qui abusent du tabac.

Le *thé* calme bien la soif ; mais, pris en excès, il fait maigrir.

III. Boissons fermentées. — Elles proviennent de la *fermentation alcoolique* des jus sucrés sous l'influence des levures. Les plus importantes sont le *vin*, le *cidre* et la *bière*.

Le *vin*, par sa composition (alcool, tanin, sels, glycérine, éthers, etc.), est un excitant et un véritable aliment, à la condition qu'il soit bon et pris à dose modérée. Son degré alcoolique moyen est 10. Il est souvent falsifié par le *mouillage* qui entraîne le *vinage*, par le *sucrage*, le *plâtrage*, les *colorants* et les *essences* destinées à lui donner un bouquet artificiel. Il est sujet à des maladies qui altèrent sa composition. Falsifié ou pris en trop grande quantité, il devient un danger pour l'organisme.

Le *cidre* est une boisson saine : il a des propriétés diurétiques ; son degré alcoolique est 5.

La *bière* est une boisson plus nutritive que les précédentes. Son degré alcoolique moyen est 5. Elle est souvent falsifiée par l'usage de glucoses impurs qui remplacent le moût d'Orge, et par des substances amères qui remplacent le Houblon.

IV. Boissons distillées. — Elles sont obtenues par la distillation des boissons fermentées. Elles comprennent les *eaux-de-vie naturelles*, les *alcools d'industrie* et les *eaux-de-vie artificielles*.

Ces boissons sont dangereuses à cause des impuretés qu'elles contiennent, et surtout à cause des *essences* avec lesquelles on les aromatise.

V. Boissons à essences ou liqueurs. — Elles sont fabriquées avec des alcools d'industrie auxquels on ajoute des essences aromatiques toujours toxiques. Elles comprennent les liqueurs dites *apéritives*, dont la plus dangereuse est l'absinthe, et les liqueurs dites *digestives*.

VI. Alcool et digestion. — L'alcool n'est brûlé que lentement par l'organisme. Il attaque surtout l'estomac et le foie et cause des troubles dans la nutrition.

CHAPITRE V

HYGIÈNE DES VÊTEMENTS

« La simplicité et l'élégance ne s'excluent pas. »
« Par sa forme, le vêtement ne doit gêner en rien le fonctionnement des organes. »

Dans le cours d'Hygiène, nous traiterons des *vêtements* et de leur *rôle hygiénique* ; le *linge* et son *entretien* seront étudiés dans le cours d'Économie domestique.

Rôle hygiénique des vêtements. — Le vêtement est comme une petite habitation intime qui exige autant de soins hygiéniques que la grande habitation. Il a un double rôle : protéger le corps contre les poussières et les germes de l'air, et le préserver contre les intempéries en lui permettant de lutter contre le froid et contre la chaleur.

Le vêtement est pris pour ainsi dire entre deux ennemis : au dehors, les germes de l'air ; au dedans, les produits de notre excrétion. Aussi devient-il rapidement le refuge des microbes et le véhicule des maladies contagieuses. Pour parer aux dangers les plus immédiats, il est donc utile de faire désinfecter les vêtements contaminés par un malade.

§ 1. — Du choix des tissus.

L'hygiène et la mode. — Le choix et l'entretien des vêtements de toute la famille incombent ordinairement à la maîtresse de maison. Il serait à désirer qu'elle pût se laisser guider uniquement par des considérations de santé et d'économie, mais il est évident que dans les conditions sociales actuelles son choix ne peut être qu'un compromis entre les *nécessités de l'hygiène* et les *lois de la mode*.

Au point de vue purement hygiénique, les meilleurs vêtements en toute saison sont des vêtements de laine blanche qui absorbent peu la chaleur et la conduisent mal ; ils imposeraient une scrupuleuse propreté dont la santé bénéficierait. Pourtant, il est inutile de dire que l'hygiéniste le plus convaincu n'oserait pas se présenter en burnous blanc, même à l'Académie de Médecine. Il est donc raisonnable de se conformer à la coutume, ce qui ne veut pas dire du tout qu'il faille s'astreindre à suivre la mode dans tous ses menus et souvent ridicules détails. Trop souvent le vêtement féminin est un véritable défi au bon sens hygiénique.

On devra porter à la maison des vêtements amples et peu salissants qui permettent de mettre la main aux occupations du ménage ; il est commode d'avoir de grands tabliers qui se lavent et auxquels on peut donner une coupe gracieuse et élégante. A la ville une toilette simple, dont la couleur et la forme n'attirent pas l'attention, est de rigueur. En visite, dans les cérémonies, se présenter aussi bien mis que le permettent ses ressources est une question de politesse. Du reste la simplicité et l'élégance ne s'excluent pas et une femme qui a du goût et les doigts agiles peut être bien mise sans beaucoup de frais.

Les vêtements selon les saisons et les climats. Lutte contre le froid, la chaleur et l'humidité. — Il est nécessaire de nous protéger contre le refroidissement et contre la chaleur, car ce sont là deux causes qui mettent l'organisme dans un état de moindre résistance et qui permettent aux microbes de profiter de ce relâchement de la défense pour pénétrer dans la place et s'y développer.

Il importe donc de faire un choix des tissus selon les saisons et les climats. En principe, pour préserver l'organisme contre le froid et contre la chaleur, les vêtements doivent être mauvais conducteurs de la chaleur.

1° Lutte contre le froid. — Nous verrons, dans le cours de Physiologie, que pour se défendre contre le refroidissement l'organisme a deux procédés : augmenter ses combustions, empêcher la déperdition de chaleur.

L'augmentation des combustions s'obtient par une respiration plus active, une alimentation plus abondante et une activité musculaire plus grande.

Empêcher la déperdition de chaleur s'obtient chez les animaux par les plumes et les poils, chez l'homme par les vêtements et les fourrures.

Le refroidissement se fait surtout par le contact avec l'air froid, de sorte que plus l'air se renouvellera autour du corps et plus grande sera la déperdition de chaleur. Aussi les voyageurs des régions polaires ont-ils observé qu'une température de — 40 degrés sans vent est moins pénible qu'une température de — 10 degrés avec vent. Il est donc nécessaire de placer autour de l'organisme une sorte d'écran mauvais conducteur de la chaleur. Or l'air est lui-même mauvais conducteur de la chaleur, de sorte que si l'on pouvait immobiliser une couche d'air autour du corps, on aurait réalisé la meilleure protection contre le froid.

Chez les animaux, cet écran protecteur est naturellement formé par les plumes et les poils, qui emprisonnent dans leur feutrage une couche d'air mauvaise conductrice. Aussi une fourrure formée de poils fins, longs et soyeux, retenant entre eux une épaisse couche d'air, protège-t-elle mieux contre le froid qu'une fourrure formée de poils raides. Ceci explique pourquoi les poils sont d'autant plus abondants et plus souples que les animaux vivent dans des régions plus froides, tandis que les bêtes des pays chauds ont ordinairement un pelage sec et peu fourni.

C'est donc un préjugé que de rechercher des étoffes épaisses et lourdes quand il s'agit de les prendre chaudes. En réalité, ce n'est pas la nature même de l'étoffe qui constitue l'obstacle à la déperdition de chaleur, c'est plutôt la couche d'air emprisonnée dans les mailles de cette étoffe. Il est donc bon de tenir compte de la façon dont les étoffes sont tissées ; si les mailles sont lâches et emprisonnent beaucoup d'air, l'étoffe est mauvaise conductrice et conserve mieux la chaleur du corps. Pour cette raison la flanelle est excellente ; mais lorsqu'elle a été portée, les mailles sont obstruées par une sorte d'encrassement ; elle perd toutes ses qualités. De même, lorsqu'elle a été lavée plusieurs fois, le tissu s'est resserré et a perdu ses qualités protectrices.

Des expériences de laboratoire ont confirmé cette manière de voir. Voici comment elles étaient disposées : un buste en cuivre rouge, rempli d'eau chaude à 37 degrés (température du corps humain), était placé dans une chambre à 12 degrés. On notait le temps que ce buste mettait pour se refroidir de 1 degré : soit 1 ce temps. Puis on le recouvrait de vêtements différents dont on voulait connaître le pouvoir protecteur et on notait les temps divers que le buste mettait à se refroidir d'un degré dans les mêmes conditions. **Voici** quelques-uns des résultats obtenus :

```
Maillot de cycliste, coton, collant. . . . . .   1,10
Gilet de flanelle . . . . . . . . . . . . . .    1,35
Coton à jour, tissu Cellular. . . . . . . . .    1,35
Tricot léger, laine dite Jœger. . . . . . . .    1,40
Tissu laine et soie, fin et serré. . . . . . .   1,50
Gros molleton blanc . . . . . . . . . . . .      1,55
Veston cuir doublé flanelle, dit Chauffeur . .   1,60
Gilet de chasse marron, tricot épais. . . . .    1,60
Drap cheviotte noir, doublé flanelle . . . . .   1,90
Mac-Farlane, laine dite Looden. . . . . . . .    2,10
Gros pardessus d'hiver doublé soie . . . . .     2,50
Laine des Pyrénées. . . . . . . . . . . . .      2,50
Pelisse Bison d'Amérique, poil intérieur. . .    4,50
```

On voit qu'un tissu très léger laine et soie, dont une chemise ne pèse que 190 grammes, donne une protection supérieure à celle d'un gilet de flanelle, et même à celle d'un **tricot deux fois plus lourd. Un simple molleton léger est** presque aussi chaud que le veston de cuir des chauffeurs, lourd et imperméable : c'est que le cuir est bon conducteur de la chaleur et n'a d'autre valeur que de protéger contre la pluie. C'est grâce à sa contexture que la laine des Pyrénées est aussi chaude qu'un gros pardessus d'hiver doublé de soie.

Par contre, le maillot de cycliste, sans air emprisonné dans ses mailles, est un mauvais protecteur. Il est donc bien adapté à sa fonction, qui est de permettre au coureur de perdre facilement l'excès de chaleur qu'il produit.

Notons aussi que la superposition de vêtements même légers empêche bien la déperdition de la chaleur, car ce sont autant de couches d'air interposées entre la peau et l'air extérieur. On sait, en effet, que deux ou trois feuilles de papier superposées sur la peau empêchent le refroidissement beaucoup mieux qu'un épais manteau unique. Un simple journal placé sous un vêtement ou étalé sur un drap, est d'un puissant secours contre le froid pour des voyageurs imprudents surpris par un abaissement subit de température.

A ce propos nous pouvons rappeler ce que pensait sur ce point l'illustre Fourier, qui était très frileux. Il rencontra un jour de froid son confrère Arago qui l'aborde en ces termes : « Comment allez-vous ? — Oh ! j'en suis à l'F », dit en souriant Fourier. Il avait, en effet, l'habitude de désigner par des lettres les vêtements qu'il accumulait les uns par-dessus les autres selon la température. Fourier avait constaté que la protection contre le froid dépend surtout des couches d'air superposées entre les tissus.

Pour éviter tout *refroidissement* lorsqu'on a eu très chaud, il est bon que les vêtements, surtout ceux placés au contact de la peau, absorbent le plus de sueur possible et la laissent évaporer lentement et graduellement. De cette façon le refroidissement est moindre. C'est la flanelle, et surtout la laine tricotée qui, à ce point de vue, donnent les meilleurs résultats. Mais il faut que ces vêtements soient renouvelés fréquemment. D'ailleurs, on attache une trop grande importance au port de la flanelle. On peut, au moins dans nos pays, n'en pas faire usage. Dans ce cas, il est bon de porter une chemise de coton de préférence à une chemise de toile qui se refroidit trop facilement.

Il va sans dire que tout vêtement imprégné de sueur doit être remplacé le plus vite possible par un vêtement sec. Aussi bien il importe de ne pas garder pendant la nuit la chemise portée le jour, car il faut que l'une et l'autre se débarrassent à l'air de la sueur qu'elles ont pu absorber.

2° Lutte contre la chaleur. — L'organisme est moins bien adapté à la lutte contre la chaleur. Il n'a guère d'autre moyen que celui de la *transpiration cutanée* et de l'*évaporation pulmonaire*. Pourtant il peut aussi diminuer les combustions d'une façon appréciable par une *alimentation légère* et par le *repos*.

Les vêtements mauvais conducteurs de la chaleur peuvent mettre à l'abri de la chaleur extérieure ; mais c'est surtout la *couleur* des vêtements qui a de l'influence : on sait, en effet, que les corps noirs sont ceux qui absorbent le plus la chaleur. Les vêtements noirs sont donc les plus chauds. Les couleurs sont classées dans l'ordre suivant, en commençant par celle qui absorbe le plus de chaleur : *noir, bleu, vert, rouge, jaune, gris, blanc.* Aussi dans les pays chauds la couleur blanche est-elle généralement adoptée pour les vêtements.

On a remarqué que la superposition de deux couleurs différentes protégeait mieux la peau contre le soleil. De nombreux exemples sont à citer : les Noirs et les Indiens, qui se vêtent de blanc ; les pur sang arabes, qui ont le poil blanc sur une peau noire ; l'Arabe, qui se couvre d'un manteau rouge et blanc.

3° Lutte contre l'humidité. — Le vêtement doit aussi nous mettre à l'abri de l'humidité extérieure, d'où l'usage des étoffes *caoutchoutées*. Malheureusement, si elles sont imperméables à l'eau extérieure, elles empêchent également l'évaporation de la sueur et ralentissent les fonctions de la peau. Aussi est-il prudent de ne porter de vêtement caoutchouté qu'au moment de la pluie et de le faire assez ample pour que l'air puisse circuler entre le caoutchouc et le vêtement ordinaire.

Qualités et défauts des principaux tissus. — Ces généralités une fois posées, quelques détails sur les tissus et sur leur examen ne seront pas superflus. Les principaux tissus sont la *laine*, la *soie*, le *lin*, le *coton*.

La *laine* donne d'excellents tissus qui prennent bien la couleur. Comme elle est mauvaise conductrice de la chaleur, elle préserve bien du froid en hiver, de la chaleur en été. Elle fournit une grande variété d'étoffes, depuis les draps jusqu'aux légères mousselines de laine. Appliquée directement sur la peau, la laine produit souvent des éruptions.

La *soie* aussi conduit mal la chaleur et son emploi serait assez hygiénique, mais son prix élevé en restreint l'usage. Elle ne peut servir à confectionner des vêtements de dessous, à cause de la difficulté de son nettoyage.

Le *lin* donne des toiles fines et très solides qui restent toujours très blanches, mais il ne préserve pas bien le corps du refroidissement. La toile fine ou batiste n'est pas résistante ; aussi la toile grossière convient-elle mieux aux personnes d'une grande activité.

Le *coton* est plus hygiénique, mais il est beaucoup moins solide que la toile ; pourtant il résiste mieux au lavage. Il absorbe plus facilement que la toile les odeurs et les excrétions de la peau.

Le tissu de coton connu sous le nom de *pilou* est dangereux à employer, car il est très inflammable : il prend feu à la façon du fulmi-coton.

Une maîtresse de maison a surtout intérêt à savoir si les étoffes qu'on lui vend répondent bien comme composition et comme qualité à ce que le marchand annonce ; par exemple, si elles ne sont pas mélangées de coton ou apprêtées. Un bon moyen de s'en rendre compte consiste à séparer la chaîne et la trame pour voir si tous les éléments sont semblables et à en faire brûler quelques brins. Le coton brûle instantanément, la laine et la soie se consument plus lentement. C'est pourquoi l'emploi de tabliers de coton en hiver peut être dangereux pour les enfants ; s'ils s'approchent du feu, l'étoffe flottante s'enflamme très vite et peut causer de graves accidents.

C'est aussi une bonne précaution, quand on achète une étoffe, d'en tremper un fragment dans l'eau bouillante. Si elle est formée de tissus différents, elle se grippe. La même expérience permet de se rendre compte si son aspect résistant ne provient pas d'un apprêt ; dans ce cas, elle devient légère et sans consistance. De plus, si sa couleur n'a pas varié, on sera sûr qu'elle est bon teint.

Dangers de certaines couleurs. — Certaines teintures employées pour la coloration des étoffes sont toxiques et peuvent provoquer soit des accidents locaux, par contact direct, soit des accidents d'intoxication générale.

L'*arsenic*, qui se trouve dans certaine teinture, peut causer ces accidents. On cite le cas d'un homme atteint d'une éruption étendue à toutes les parties de la peau en contact avec la chemise, et il fut démontré que la chemise, qui était de couleur bleue, contenait de l'arsenic.

Le *chromate de plomb*, employé parfois pour colorer les tissus en jaune, peut aussi provoquer des accidents.

Enfin l'*aniline*, dont l'usage est fréquent, peut amener des lésions de la peau. Des cas cités à l'Académie de Médecine ont même montré que l'aniline employée pour teindre les chaussures en noir peut être absorbée par la peau et causer des empoisonnements graves.

Voici un exemple observé par les Docteurs Landouzy et Brouardel : Par un après-midi chaud de printemps, un bébé de 17 mois, emmené à la promenade bien portant, tombait inanimé sur les genoux de sa nourrice, le visage d'une pâleur de cire, les ailes du nez grisâtres, les lèvres bleuâtres. Jusque dans la soirée, l'enfant resta inerte, sans connaissance. Le lendemain il n'avait pas encore recouvré son entrain coutumier. Ce n'est qu'au bout de trois jours que ces symptômes alarmants disparurent. L'enquête montra que l'enfant avait chaussé, avant de partir en promenade, des bottines jaunes qu'un teinturier avait passées au noir. Douze jours plus tard, le frère de ce bébé, chaussant pour la première fois des bottines teintes également en noir, présenta les mêmes accidents. L'analyse chimique montra que l'aniline entrait en grande quantité dans la teinture. Cette substance toxique devait être absorbée par la peau à la faveur de la chaleur moite des pieds.

§ 2. — Forme des vêtements.

La *forme* du vêtement a bien aussi son importance ; mais nous sommes volontiers victimes de la mode, souvent ridicule et parfois malsaine. Disons pourtant que le vêtement ne doit être ni trop ample, ni trop étroit. Trop ample, il ne protège pas suffisamment contre le froid ; les collets par exemple, on le sait, tiennent moins chaud que les vêtements ajustés, avec manches. Trop étroit, il gêne le jeu des organes et la circulation du sang. Ainsi on ne peut méconnaître les désordres produits dans l'organisme par le port d'un corset trop serré. Il est bon également que le cou ne soit pas emprisonné dans un col rigide.

La robe. Dangers de la robe traînante. — La forme de la robe ne doit pas être la même chez la fillette et chez la femme.

La *robe de fillette* doit être assez ample pour ne gêner ni la respiration, ni les mouvements. Rien n'est plus préjudiciable à une fillette qui grandit que la robe exactement ajustée. Une robe trop serrée sur la poitrine fait prendre une mauvaise attitude : les épaules et les bras sont tirés en avant, le corps suit et se penche, le dos s'arrondit et la poitrine se rétrécit. L'enfant perd sa souplesse et sa grâce.

La *robe de femme* doit dessiner les contours du corps sans en accentuer les imperfections, mais elle doit éviter toute constriction, et ne pas être trop lourde. Un corsage trop étroit, un col trop haut et trop serré, gênent la respiration et ralentissent la circulation. Le sang s'accumule alors dans la tête, le ventre et les jambes : de là l'origine des rougeurs de la face, de la congestion des organes abdominaux et des varices.

On ne doit pas porter de robe à traîne ailleurs qu'à la

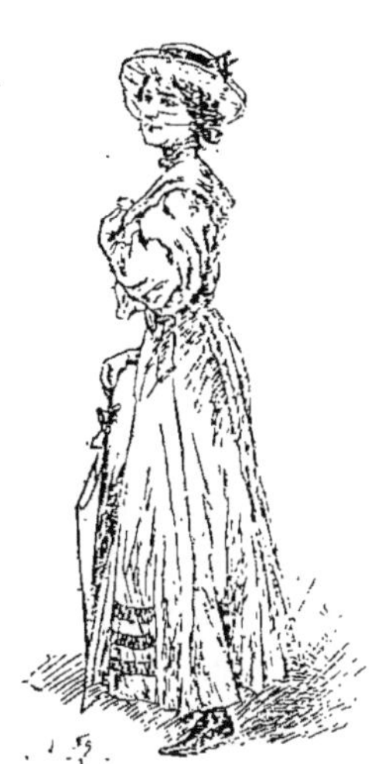

Fig. 55. — Toilette de ville
(Jupe trotteuse).

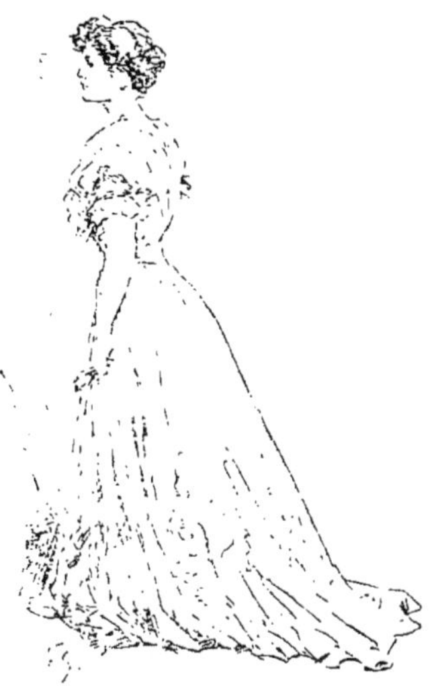

Fig. 56. — Toilette d'intérieur
(Jupe à traîne).

maison ; en effet, cette robe balaye les rues, essuie les crachats et rapporte au logis tous les germes dangereux qu'ils contiennent, et qui vont être semés sur les tapis où les bébés vont prendre leurs ébats.

Il est donc hygiénique de porter au dehors une robe qui ne dépasse pas les chevilles (*fig.* 55) et de réserver les élégances raffinées pour les robes d'intérieur (*fig.* 56). L'usage des jupes courtes dans la rue et des robes à traîne comme tenue d'intérieur est admis depuis longtemps aux États-Unis et au Japon.

Il semblerait qu'il dût suffire de signaler les dangers de la robe traînante pour faire disparaître l'usage de ce vêtement.

Mais la mode a ses exigences qui rendent impuissantes les plus fortes raisons. Et telle femme qui ne ramasserait pas un objet tombé à terre pour ne pas souiller ses doigts, et qui entoure ses enfants des soins de propreté les plus excessifs, ira inconsciemment par les rues les balayer de sa robe à traîne et rapportera chez elle toutes les saletés virulentes qu'elle a ramassées et dont son enfant se frottera les doigts avant de les mettre dans sa bouche.

Coiffure, faux-cols, foulard, boa, voilette, gants. — Nous ne dirons qu'un mot sur la *coiffure*. A la maison, la nuit comme le jour, il est de beaucoup préférable de rester nu-tête, la tête étant le seul organe qu'il ne soit pas nécessaire de tenir chaud. Quand on sort, la coiffure choisie doit être aussi légère que possible. Les chapeaux trop lourds donnent des migraines et font tomber les cheveux. La coiffe des chapeaux doit s'adapter convenablement à la tête, sinon les cheveux sont tiraillés et arrachés par les épingles à chapeaux. Le froid excessif seul nécessite une coiffure chaude : toque de fourrure, fichu de laine, bachlick, etc.

Le *faux-col* blanc et empesé ne doit être porté que bas et évasé. Montant trop haut, il gêne la respiration et meurtrit le cou, qui doit être libre et dégagé. Quant au décolletage, on doit en être très sobre, par décence et par prudence. Le refroidissement est, en effet, le grand danger auquel exposent les robes décolletées, et jamais il n'y eut autant de jeunes filles mortes de congestion pulmonaire que sous le Directoire, lorsque la mode exigeait le décolletage pour la rue.

L'abus des *foulards*, des *boas*, des *cols de fourrure* est souvent l'origine de maux de gorge et d'angines à cause du sang qui monte à la gorge et de l'air froid qu'on respire. Dès l'enfance on doit habituer le cou au froid en le laissant libre et dégagé par toutes les températures.

La *voilette* empêche la peau de la face de subir l'influence hygiénique de l'air et de la lumière. Elle a cependant l'avantage de garantir contre la poussière ; pour agir efficacement, elle doit être en gaze de soie ; la voilette de tulle est à mailles trop larges. Enfin, par les grands froids, la voilette favorise les engelures du nez et des oreilles, par suite de la congélation, à sa surface, de la vapeur d'eau provenant de la respiration.

Les *gants* doivent surtout servir à protéger les mains contre un froid trop vif. Mais si cette précaution est utile pour les mains immobilisées, mieux vaut, à la campagne, s'habituer à rester les mains nues de façon qu'elles profitent de l'air et de la lumière. Si le froid ou les convenances obligent à mettre des gants, il est bon que ces derniers soient perméables à l'air : on les portera en laine tricotée, l'hiver ; en fil ou en soie, l'été. Plus un gant est serré au poignet et plus on a froid, car il ralentit la circulation du sang dans la main. Les gants de peau trop serrés refroidissent les doigts et favorisent la production des engelures.

Chaussures, bas, jarretières, etc. — La *chaussure* doit être très souple et avoir exactement la forme du pied. Quand elle est trop large, elle gêne la marche, ne maintenant pas suffisamment le pied ; quand elle est trop étroite, elle déforme le pied en forçant les orteils à chevaucher l'un sur l'autre (*fig.* 57), elle provoque des cors et donne une allure disgracieuse. Ajoutons que souvent les personnes qui, par coquetterie ou autrement, portent des souliers trop étroits perdent leur amabilité naturelle et deviennent irritables ; certes, un pied mignon est joli, mais la mauvaise humeur n'embellit guère.

« Si les bottes sont trop étroites, dit un proverbe russe, que t'importe que le monde soit vaste ? »

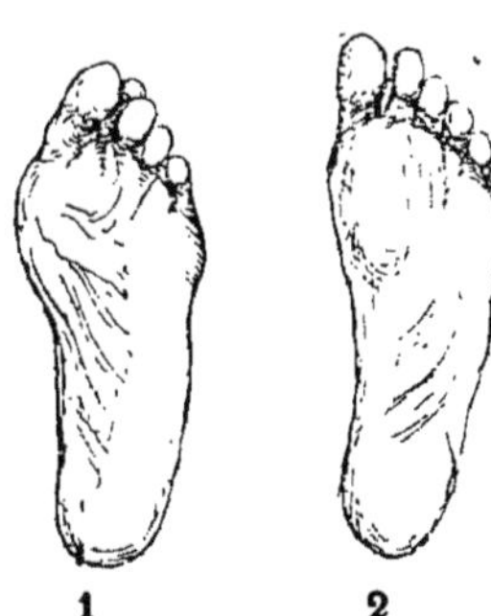

Fig. 57.

1. Pied déformé dont le deuxième orteil est chassé en haut (d'après Laveran).
2. Pied normal.

Une bonne chaussure devra avoir des semelles épaisses pour amortir les chocs et éviter l'humidité du sol, des talons larges et bas pour ne pas déformer le pied. Sinon les doigts de pieds s'atrophient, les muscles disparaissent, des callosités se développent à tous les points de frottement, le métatarse devient un moignon informe, et le pied présente une disposition aux engelures et aux localisations goutteuses. « Trouver chaussure à son pied » est un axiome que les

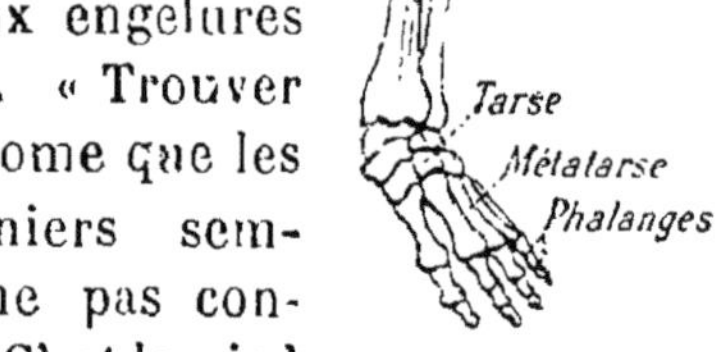

cordonniers semblent ne pas connaître. C'est le pied qui doit donner sa forme à la chaussure, et non pas la chaussure au pied. Aussi les bouts trop pointus et les bouts trop carrés qui ne correspondent pas à la forme naturelle du pied sont-ils antihygiéniques. De même, la chaussure à semelle non symétrique est préférable à celle dont la semelle est symétrique (*fig.* 58), car le contour

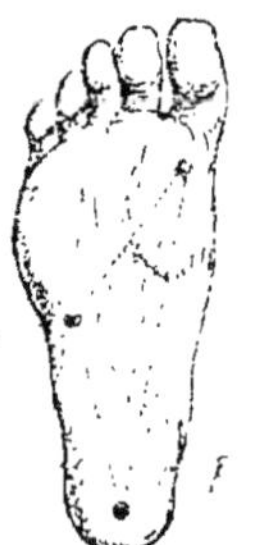

Chaussure asymétrique hygiénique

Chaussure presque symétrique antihygiénique

Fig. 58.

du pied n'est pas le même sur ses deux côtés.

La semelle doit présenter trois petites dépressions pour

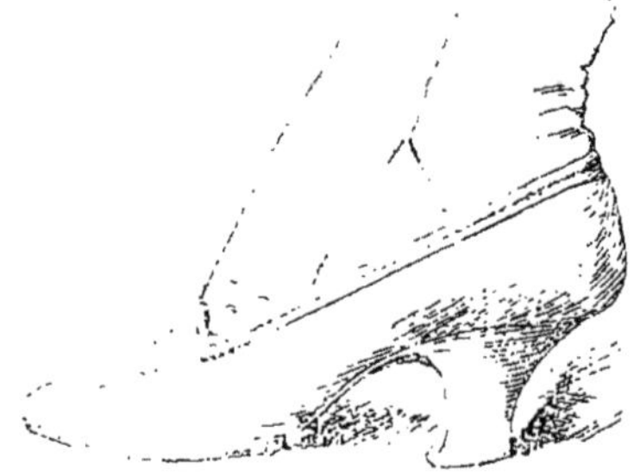

Fig. 59. — Les trois piliers de la plante du pied.

Fig. 60. — Chaussure à talon trop haut.

loger les trois parties sur lesquelles repose tout le corps (*fig.* 59) et qui sont les trois piliers de la plante du pied.

Les hauts talons ramenés obliquement en avant (talon Louis XV) (*fig*. 60) sont mauvais, car ils donnent au corps

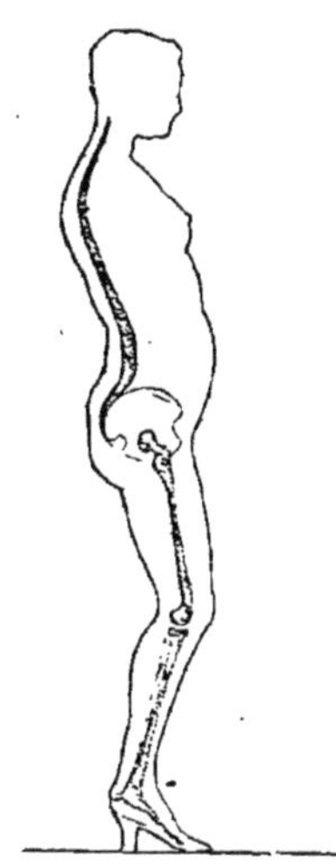

une attitude défectueuse (*fig*. 61) qui exagère les courbures de la colonne vertébrale et prédispose aux entorses ; de plus, le point d'appui du corps reposant principalement sur les orteils, il se produit des crampes dans les membres inférieurs, et cette contracture des muscles peut à la longue retentir sur la moelle épinière. Aussi l'emploi des talonnettes devrait-il être prohibé.

En été, de petits souliers sont préférables aux bottines hautes à boutons qui s'opposent à l'évaporation de la sueur.

En hiver, il est nécessaire de porter des chaussures bien chaudes et imperméables ; le froid aux pieds est très pénible et amène de nombreux malaises. On peut mettre des doubles semelles dans ses souliers et porter quand il pleut des *caoutchoucs* ; mais il faut les enlever dès qu'on rentre, car tout vêtement imperméable est malsain.

Fig. 61. — Mauvaise attitude du corps produite par l'usage de hauts talons.

A la maison il est pratique de porter de bonnes pantoufles fourrées en hiver.

Les *bas,* chez les jeunes enfants, doivent être courts (*chaussettes*) en été, et longs en hiver. Pas de jambes nues par les grands froids. Lorsqu'on transpire beaucoup des pieds, on doit porter : en hiver, des bas de laine ; en été, des bas de coton, car le coton s'imprégnant de la sueur mieux que le fil, en préserve davantage la chaussure. Il faut évidemment changer de bas le plus fréquemment possible. Les bas de couleur déteignent sur la jambe dès qu'il y a transpiration ; aussi ne faut-il jamais mettre des bas de couleur, neufs, sans les avoir fait savonner, car certaines couleurs peuvent donner lieu à des empoisonnements.

L'usage des *jarretelles* doit être préféré à celui des

jarretières, qui déforment la jambe et entravent la circulation en prédisposant aux varices. Quand on porte des jarretières, il vaut mieux les attacher au-dessus du genou.

Corset. — Si certaines femmes, peu nombreuses, peuvent ne pas porter de corset, la grande majorité doit s'en servir pour soutenir et fixer les vêtements (jupes et corsage), pour empêcher la constriction du corps par les ceintures et les cordons des jupes et des jupons, et enfin pour soutenir les organes abdominaux. Mais pour remplir ce but, le corset doit être très souple, jamais serré, ainsi que le veut trop souvent la coquetterie féminine qui considère, bien à tort, comme beauté la *taille de guêpe*.

L'ancien corset à *busc cambré*, qui a régné pendant près d'un siècle, serre la taille, fait saillir les hanches et proéminer la poitrine en la refoulant de bas en haut. Un tel corset mal adapté à la forme du corps et trop serré peut :

1° provoquer des troubles digestifs en comprimant l'estomac et le foie [la radiographie

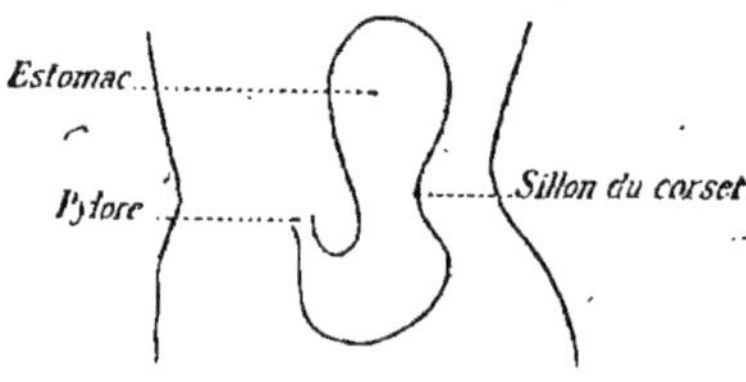

Fig. 62. — Effet du corset sur l'estomac.

phie permet de montrer que le port du corset détermine souvent un rétrécissement de la partie moyenne de l'estomac (*fig.* 62)] ;

2° produire des troubles nerveux en refoulant les intestins dans le bas-ventre, et en déplaçant l'estomac qui se dilate, le foie qui se replie et le rein qui se mobilise ; de là une foule de malaises qu'on attribuait à la neurasthénie et qui, en réalité, sont dus au corset ;

3° causer des troubles de la respiration en déformant la cage thoracique et comprimant la base des poumons, de sorte que chez les femmes l'agrandissement de la poitrine, dans les mouvements respiratoires, ne se fait plus que par le haut (*fig.* 63).

Aussi, pour réagir contre de tels méfaits, les médecins ont

ils conseillé un corset plus rationnel, à *busc droit*, qui tout
en dessinant la taille, s'oppose au refoulement des viscères

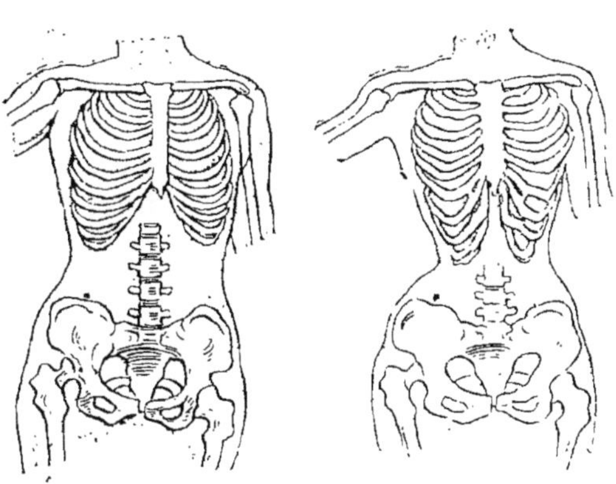

Squelette
non déformé par le corset.

Squelette
déformé par le corset.

Fig. 63.

dans le bas-ventre
et permet le libre
mouvement de la
poitrine. Ce nou-
veau corset, qui
descend jusqu'au
bas du ventre, re-
foule les intestins
vers le haut en
les soutenant. Mal-
heureusement il ne
se contente pas de
soutenir l'abdomen,
car pour « effacer le
ventre » ainsi que
l'exige la mode, le corset est devenu *plus que droit* et comprime
les viscères abdominaux d'une façon exagérée et dangereuse.

Au surplus un modèle uniforme de corset ne saurait
convenir à toutes les femmes : il doit varier avec l'âge et l'état
de santé. « A chaque femme son corset » : elle doit essayer et
adopter celui dont elle se trouve le mieux.

La jeune fille ne devra pas mettre de corset trop tôt ; il
est nécessaire que les hanches soient développées pour que
le corset puisse y prendre son point d'appui.

Quant aux personnes qui veulent ou peuvent ne pas porter
de corset, elles s'aideront de quelques artifices de toilette.
Elles porteront : une ceinture résistante, enveloppant les
hanches et le ventre ; ou bien un maillot dont l'élasticité des
mailles maintient la stabilité des contours du corps ; ou enfin
un *soutien-gorge*, dont il existe de nombreux modèles dans
le commerce et dont les plus simples sont constitués par un
assemblage de rubans formant une sorte de brassière peu
haute et à godets destinés à maintenir les seins.

Ajoutons ce détail qui ne manquera pas d'être agréable aux

femmes ne portant pas de corset: une reine d'un pays européen, d'ailleurs doctoresse en médecine, a récemment banni le corset de la cour et a refusé de recevoir les dames qui continueraient à le porter. Bien que condamné par cette souveraine, il est probable que le corset n'en sera pas moins triomphant.

Il est certain que si son abandon doit être conseillé en principe, son usage peut être toléré dans les limites des indications physiologiques données plus haut.

Entretien des vêtements. — Les vêtements que l'on porte chaque jour doivent être brossés et entretenus avec soin. Quand on les quitte, on les plie ou on les suspend de manière qu'ils ne contractent point de faux plis. Il faut les réparer aussitôt que le besoin s'en fait sentir. En procédant ainsi, on a généralement fort peu à faire, tandis que si l'on attend, le dégât augmente et devient bien plus difficile à réparer.

Quand on range les habits pour quelques mois, à chaque changement de saison, il faut les battre et les brosser soigneusement, les réparer et les dégraisser ou les laver s'il y a lieu. Ensuite on les met, pliés ou accrochés, dans un placard aussi sec que possible. Pour les préserver des mites, on dispose dessus de la poudre de pyrèthre, de la naphtaline brute, ou mieux encore on place dans un coin une dissolution de formol. On ne se sert plus guère de camphre, car il est cher et d'une action peu efficace.

On assure également très bien la conservation des vêtements en plaçant dans l'armoire où ils sont rangés un peu de tétrachlorure de carbone, substance très efficace parce qu'elle est liquide et volatile et qui a l'avantage d'être économique et absolument incombustible. Ce procédé est également applicable aux fourrures.

Fourrures. — Avant de ranger les fourrures, on les secoue bien à l'air, puis on les place dans des boîtes contenant du camphre ou des insecticides quelconques. Les boîtes sont fermées hermétiquement avec du papier gommé que l'on colle tout le long des ouvertures, de façon à empêcher les papillons de venir y pondre leurs œufs. Quand il s'agit de fourrures de prix, le plus sûr est de les confier au fourreur qui vous les a vendues et qui, moyennant une somme assez modique, s'engage à vous les rendre en bon état.

Certains fourreurs emploient un procédé qui donne de bons résultats et qui consiste à placer les fourrures dans des chambres frigorifiques.

Chaussures. — Les chaussures demandent un entretien spécial. Pour l'usage journalier, il est bon d'en avoir deux paires, que l'on met alternativement. Ainsi on n'est jamais exposé à mettre des bottines insuffisamment séchées.

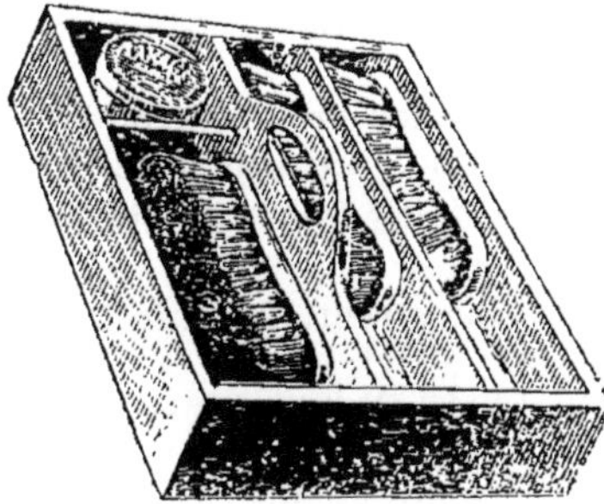

Fig. 64. — Nécessaire à chaussures.

Pour entretenir les bottines, on les laisse sécher à l'ombre et loin du feu, on enlève le plus gros de la boue avec un couteau non pointu et on achève de nettoyer avec une brosse dure. On les recouvre d'une couche très légère de bon cirage et l'on frotte avec une brosse douce.

Pour teindre en noir des bottines primitivement jaunes, il est dangereux d'utiliser certain cirage liquide qui, contenant de l'aniline, peut donner lieu à des accidents d'empoisonnement.

Quand les chaussures ont été fortement mouillées il est bon, pour les empêcher de durcir, de les graisser, par exemple avec de l'huile de pied de bœuf.

On prolonge beaucoup la durée des semelles en les enduisant d'une couche de vernis copal, qui leur donne une couleur acajou.

RÉSUMÉ

Rôle hygiénique des vêtements. — Le choix des vêtements doit respecter en même temps l'hygiène et l'usage.

Tissus. — Les tissus non conducteurs (laine, soie) sont hygiéniques parce qu'ils préservent bien de la chaleur et du froid. Le lin est plus solide mais moins chaud que le coton.

Pour se rendre compte de la qualité des tissus, il est bon de reconnaître leur nature en examinant la trame et la chaîne et d'en tremper un échantillon dans l'eau bouillante.

Forme des vêtements. — Ils doivent être souples et assez larges pour ne pas gêner le fonctionnement des organes. Le corset, en particulier, ne sera jamais serré. On ne portera pas en dehors de la maison une robe à traîne.

La coiffure sera légère. La chaussure doit bien protéger contre le froid et l'humidité, et s'adapter à la forme du pied sans le serrer ; elle doit avoir des talons larges et bas. Les bas seront maintenus par des jarretelles et non par des jarretières.

Entretien des vêtements. — Les vêtements doivent être entretenus chaque jour, brossés, bien accrochés pour éviter les plis.

En outre, à chaque changement de saison, il faut en faire un examen spécial et prendre des précautions contre les chances de destruction. On les conserve accrochés ou pliés dans un endroit sombre, avec de la poudre de pyrèthre, de la naphtaline ou du formol.

Les chaussures sont brossées et cirées : on ne les séchera jamais devant le feu.

CHAPITRE VI

HYGIÈNE DE L'HABITATION

> « *Où l'air et la lumière pénètrent,*
> *le médecin n'entre pas.* »

L'habitation a pour but de nous mettre à l'abri des intempéries, de nous isoler en quelque sorte du milieu extérieur. Mais pour qu'elle puisse nous rendre ce service, il est nécessaire qu'elle soit installée suivant les règles de l'hygiène et de manière à constituer un milieu agréable et confortable. C'est pour aider à édifier une telle maison que nous allons donner des indications sur le *choix et la disposition de l'habitation*, sur l'*ameublement* et l'*entretien du mobilier*.

§ 1. — Choix et disposition de l'habitation.

Emplacement : situation, orientation. — L'emplacement de l'habitation est souvent imposé par des conditions sociales bien plus que par des raisons hygiéniques. Ainsi il est certain qu'il vaut mieux habiter la campagne que la ville, où l'air est moins pur et la lumière plus rare. Mais si l'on est obligé d'habiter la ville, on devra de préférence choisir un quartier peu populeux, percé de larges rues, éviter les rues étroites où le soleil ne pénètre pas et où l'air se renouvelle difficilement.

Situation. — En principe, la maison doit être bâtie sur les hauteurs ou à mi-côte plutôt que dans les bas-fonds, de façon à éviter l'humidité de l'air.

Autant que possible aussi, elle doit être construite sur un terrain sec, perméable, et dont la nappe d'eau souterraine soit située à cinq mètres environ. Il faut éviter les terrains argileux, à cause des eaux qui ne s'y écoulent pas et constituent un réel danger.

Le voisinage des arbres est à rechercher, non seulement parce qu'ils assainissent l'air en dégageant de l'oxygène, mais aussi parce que, jouant le rôle d'écrans, ils abritent de la poussière extérieure, des coups de vent violents et du soleil trop chaud. Pourtant il serait mauvais que ces arbres fussent en trop grand nombre et trop rapprochés de la maison, car ils créeraient dans cette dernière un état d'humidité nuisible à la santé.

Orientation. — Des expériences précises ont montré que non seulement la lumière exerce une influence bienfaisante sur notre organisme, mais aussi qu'elle assainit les habitations en tuant les microbes qui sont la cause de la plupart des maladies. Il est donc bon que la maison reçoive la lumière directe du soleil au moins pendant une partie du jour. Aussi, dans les pays tempérés, l'orientation recherchée est celle qui présente une façade à l'est et l'autre à l'ouest, de façon qu'elles reçoivent la lumière solaire en quantité à peu près égale.

De statistiques faites dans les grandes villes, il résulte que la mortalité est moins grande dans les maisons exposées au Midi que dans celles qui regardent le Nord, à la condition toutefois que les pièces exposées au Midi soient celles où l'on vit le plus, les chambres à coucher par exemple. Souvent, en effet, l'appartement a sur le devant le salon et la salle à manger, c'est-à-dire les pièces d'apparat où l'on ne passe qu'un temps très court, alors que les chambres à coucher et le cabinet de travail, où l'on séjourne le plus, sont sur une cour étroite peu éclairée. Cette absence de logique est le résultat des exigences de la vanité mondaine. Bien rares sont les personnes qui dédaignent ces préjugés. On voit même des familles qui, pour faire salon, se condamnent à coucher et à travailler dans des pièces de dimensions insuffisantes, dont l'aération et l'éclairage font de véritables taudis. Et ces familles s'étonnent si leurs enfants sont chétifs et malingres !

Il est évident que le choix de l'orientation est difficile dans les villes où les rues existent depuis des siècles et où les exigences des communications priment toute autre considération. Toutefois, la plupart des maisons ayant une face sur la rue et l'autre sur la cour, les habitations comportent toujours un bon et un mauvais côté. Et c'est du bon côté que l'on devra placer les bonnes pièces, c'est-à-dire celles où l'on passe la plus grande partie de son existence.

Construction et disposition intérieure. — Les matériaux de construction dépendent de la nature géologique du sol, car pour des raisons d'économie on emploie ordinairement les matériaux qui se trouvent à proximité. Autant que possible ces matériaux doivent être réfractaires à l'humidité et mauvais conducteurs de la chaleur.

Dans les maisons récemment construites, les matériaux, et surtout la chaux et le plâtre, sont nécessairement humides. D'où le danger d' « essuyer les plâtres », suivant l'expression vulgaire.

Le badigeonnage des murs à la chaux n'est pas beau, mais il a de grands avantages hygiéniques, et comme il est peu coûteux il peut être fréquemment renouvelé.

Le plafond et les murs doivent présenter le moins d'anfractuosités possible : pas de rosaces, pas de moulures où s'accumulent volontiers la poussière, les microbes et les insectes. Les murs seront peints à l'huile et vernis. C'est nu, mais propre, et cela se lave facilement.

Les planchers doivent être imperméables, ce qui est facilement obtenu par le ciment, les mosaïques, les carrelages sur ciment, etc. Quand on emploie le plancher de bois, il est utile de le rendre imperméable en faisant pénétrer à sa surface de l'encaustique, **du coaltar ou du goudron de houille.**

Il est bon que la maison soit construite sur une cave bien maçonnée, afin d'éviter l'humidité du sol. Les chambres à coucher ne devront pas être au rez-de-chaussée, surtout si celui-ci repose directement sur le sol.

Quant à la hauteur des maisons, on pose en principe que, dans les villes, elle ne doit pas dépasser la largeur des rues ; ce qui, en réalité, existe seulement dans les grandes artères. La trop grande hauteur des maisons présente, en effet, de nombreux inconvénients, car la lumière et l'air pénètrent difficilement dans les étages inférieurs.

Enfin, la hauteur minima des appartements est fixée à $2^m,70$, ce qui est encore insuffisant pour assurer une bonne aération et un bon éclairage naturel.

Aération. Cube d'air nécessaire. — L'air est indispensable à la vie, car la mort survient dès que la respiration s'arrête. Il est donc nécessaire d'assurer une bonne respiration en veillant à ce que les habitations contiennent de l'*air pur*, c'est-à-dire qui ne soit pas vicié par des gaz toxiques, ni chargé de poussières ou de microbes. L'aération est une fonction de la maison qui correspond à la fonction respiratoire de l'habitant. Malheureusement il existe dans les appartements de nombreuses causes d'altération de l'air : la respiration des êtres vivants (animaux et plantes), l'éclairage, le chauffage, les parfums, etc.

Si dans les villes l'air est souillé par les émanations des usines, les poussières et les déchets de toutes sortes, dans les campagnes, au contraire, il conserve sa pureté. Aussi vivre le plus possible à l'air libre est une des meilleures conditions de santé. Le paysan qui vit toute la journée au plein air est plus robuste que l'ouvrier des villes enfermé dans un atelier souvent mal aéré.

Dans une chambre close où se trouvent plusieurs personnes, la composition de l'air est altérée pour plusieurs raisons : d'abord par la diminution de l'oxygène et par l'augmentation du gaz carbonique ; ensuite parce que l'air rejeté contient un poison, cause du malaise que l'on éprouve quand on a séjourné dans une salle contenant trop de monde.

Quand on pénètre dans une chambre où l'air n'est pas suffisamment renouvelé, on est incommodé par une odeur désagréable de *renfermé*, puis on est empoisonné par une substance dont les propriétés sont mises en évidence par l'expérience suivante: on suspend dans une salle où se trouvent de nombreuses personnes un ballon de verre refroidi extérieurement par de la glace; l'eau qui se dépose à l'intérieur du ballon, provenant de la vapeur condensée, prend vite une odeur infecte, et, injectée dans le sang d'un Chien ou d'un Lapin, elle le tue.

Un séjour dans l'air confiné présente donc un réel danger: après les lourdeurs de tête, viennent les nausées, les sueurs abondantes, une soif vive, de la difficulté à respirer, parfois du délire et bientôt la mort. « L'haleine de l'homme est mortelle à l'homme. »

Ajoutons que le danger de cet air peut être augmenté par la présence de fleurs, dont les parfums agissent comme des poisons. Aussi dans une chambre à coucher est-il bon qu'il n'y ait ni feu, ni fleurs, ni animaux, car tous consomment de l'oxygène et produisent des gaz nuisibles.

Supposons une salle de 400 mètres cubes renfermant 60 auditeurs et éclairée par 3 becs de gaz. Sachant qu'un homme rejette environ 20 litres de gaz carbonique par heure, et un bec de gaz 80 litres, en une heure on aura une production totale de 1 440 litres de gaz carbonique, auxquels il faut ajouter les 160 litres de ce gaz renfermés dans les 400 mètres cubes d'air, soit 1600 litres pour 400 000 litres d'air, ou 0,4 °/₀. Cela représente une proportion déjà suffisante pour rendre l'air nuisible.

Le moyen d'éviter les accidents causés par l'air confiné est de donner aux pièces où doivent séjourner plusieurs individus un volume suffisant pour que l'air ne soit pas trop vicié. On estime que pour une nuit d'environ huit heures, il faut au moins 30 mètres cubes d'air par personne, c'est-à-dire, pour une chambre de 3ᵐ de haut, 10 mètres carrés de surface horizontale par personne.

Cette condition hygiénique est importante à réaliser, mais mieux vaut encore assurer le renouvellement de l'air, c'est-à-dire établir une bonne *ventilation*.

Ventilation. — La ventilation d'une salle consiste à lui fournir de l'air pur et à la débarrasser de l'air vicié. Il existe deux sortes de ventilations : la *ventilation naturelle* et la *ventilation artificielle*.

1° Ventilation naturelle. — Elle est simple et à la portée de tous, car elle consiste à aérer largement, en ouvrant portes et fenêtres le plus souvent possible. C'est ce que l'on fait dans les salles de classe, par exemple, chaque fois que les élèves quittent une salle où ils viennent de séjourner.

Dans les appartements, par les temps froids, on n'ouvre ordinairement que quelques minutes, au moment du nettoyage, « pour faire sortir la poussière » comme disent les ménagères ; c'est insuffisant pour une bonne aération.

On a donc le tort de ne pas aérer suffisamment les appartements : on se calfeutre avec des tentures, des bourrelets aux fenêtres, on entoure le lit d'une cage de rideaux épais où l'on respire plusieurs fois l'air expiré et empoisonné. Ouvrons donc nos fenêtres ; dormons même avec la fenêtre ouverte pendant la nuit, à la condition d'avoir le corps bien couvert et la tête seule exposée au froid et à l'air vif. Avec la fenêtre ouverte, le sommeil est calme et réparateur ; aussi lorsqu'on essaie loyalement ce régime, en prenant certaines précautions (se couvrir chaudement et éviter les courants d'air), le bien-être est tel qu'au bout de quelques jours on ne veut plus renoncer à cette excellente habitude. Pourtant quand l'air est chargé de poussières et de brouillard, mieux vaut fermer la fenêtre.

En hiver, un excellent moyen de ventilation de la chambre à coucher est un feu de bois dans la cheminée : il adoucit l'air s'il fait trop froid, en diminue l'humidité et établit un courant avec les fenêtres en entraînant l'air vicié. Malheureusement la cheminée où l'on fait du feu tend à disparaître, remplacée par le poêle ou le calorifère.

2° Ventilation artificielle. — Elle se fait par des procédés mécaniques et exige des appareils perfectionnés qui sont
de la compétence des architectes et des ingénieurs. Toutefois, remarquons que l'air expiré, ayant, à cause de sa température, une densité plus faible que l'air ambiant, s'élève
en haut de la salle ; il ne faudra donc pas faire évacuer l'air
par le bas, car on ramènerait ainsi l'air déjà respiré.

**La lutte contre la poussière et les microbes. Le ba-
layage humide.** — Un rayon de soleil pénétrant dans une salle
montre bien l'abondance des poussières éparpillées dans l'air
et que nous faisons pénétrer dans notre organisme. Parmi
ces poussières se trouvent souvent des germes dangereux,
en particulier ceux de la *tuberculose*, de la *diphtérie*, de la
variole, de la *scarlatine*, de la *rougeole* et de la *grippe*. Les
microbes pénètrent aussi dans les appartements par les
habitants, qui les apportent sur leurs vêtements ou collés
sous la semelle des chaussures. Il nous semble donc difficile
d'éviter cette contagion, surtout dans les villes, où l'air est
chargé de germes de toute sorte. Heureusement beaucoup
de ces poussières sont retenues dans les voies respiratoires
par le mucus des fosses nasales, du pharynx, du larynx et
de la trachée, et expectorées ensuite. On a montré, en effet,
que dans une atmosphère contenant 20 000 microbes par
mètre cube, l'air expiré n'en contenait plus que 40 et se
trouvait pour ainsi dire débarrassé des germes.

Il est donc prudent de se mettre à l'abri de la poussière, et
pour cela il faut en répandre le moins possible dans l'air.
L'arrosage des rues et le goudronnage des routes sont d'une
grande utilité pour empêcher la formation de la poussière.

D'autre part, dans les appartements comme dans les rues,
on ne devra jamais balayer à sec. Ce balayage, en effet, est
inefficace, car il déplace les poussières sans les enlever ; de
plus, il est *dangereux*, car il répand dans l'air les poussières
et les germes des maladies. Il faut lui substituer le balayage
à l'aide de la *sciure de bois* ou du *sable humides*. De cette façon
la poussière est agglomérée et non disséminée dans l'air.

Pour la même raison, *il faut essuyer* les meubles et *non les épousseter,* car dans ce dernier cas on ne fait que changer la poussière de place, avec cette circonstance aggravante qu'on la répand dans l'air.

Rideaux et tapis. Nettoyage par le vide. — Les tapis épais et les lourdes tapisseries sont des nids à poussières et à microbes. Il faudrait donc les proscrire dans la plus large mesure. Lorsque nous étudierons les maladies contagieuses, nous rappellerons la malheureuse histoire d'un père de famille qui perdit successivement trois enfants de la diphtérie pour n'avoir pas voulu faire désinfecter ses tapisseries. De colère et de désespoir, après la mort de son troisième enfant, il arracha les tentures et les envoya à l'Hôtel des Ventes !

Aujourd'hui les pratiques d'hygiène sont assez passées dans les mœurs pour qu'on n'ait plus à redouter de pareils crimes. Mais il faut quand même se méfier des tapis, surtout lorsqu'ils nous viennent d'Orient. Ainsi on signalait récemment, à l'Académie de Médecine, deux cas mortels de dysenterie, contractés au contact de tentures d'origine japonaise.

Il est facile de comprendre comment les tapis d'Orient apportent dans nos pays les germes de maladies infectieuses. Ils ne sont presque jamais achetés neufs. En effet, grâce à la solidité de leurs tissus et de leurs couleurs, ils ne perdent pas de leur valeur en vieillissant; ils se transmettent par héritage, comme des objets d'art, et font l'objet de transactions multiples. Aussi quand ils arrivent à Londres ou à Paris, ils ont été exposés à bien des sources de contamination.

D'autre part, dans certaines régions, comme la Perse, pour éteindre leurs couleurs et les vieillir, on les place dans des fosses en intercalant entre eux une couche de poudrette formée d'excréments de Cheval, de Mouton et humains.

De tels tapis ne doivent donc être introduits dans un appartement qu'après une rigoureuse désinfection.

Un procédé récent permet de nettoyer les tapis et les tentures sans soulever la poussière : c'est le *nettoyage par le vide.* Il consiste à faire aspirer la poussière par une pompe à air qui fait le vide dans un cône à bords en caoutchouc que l'on promène sur les tapis (*fig.* 65). La poussière contenue dans le tapis et même en dessous, sur le plancher, est enlevée et recueillie en vase clos. On peut de cette façon nettoyer les fauteuils des théâtres, les voitures capitonnées, les wagons, etc.

En résumé, le parquet qui peut être nettoyé facilement, le linoléum ou le pavé de céramique qu'on lave rapidement sont préférables aux tapis les plus somptueux. Les murs peints à l'huile et que l'on peut laver à grande eau devraient remplacer les tapisseries et les tentures. Mais tout cela n'est guère d'accord avec le goût moderne ; il serait pourtant utile de consentir quelque sacrifice à l'hygiène si l'on veut lutter avec succès contre les maladies contagieuses.

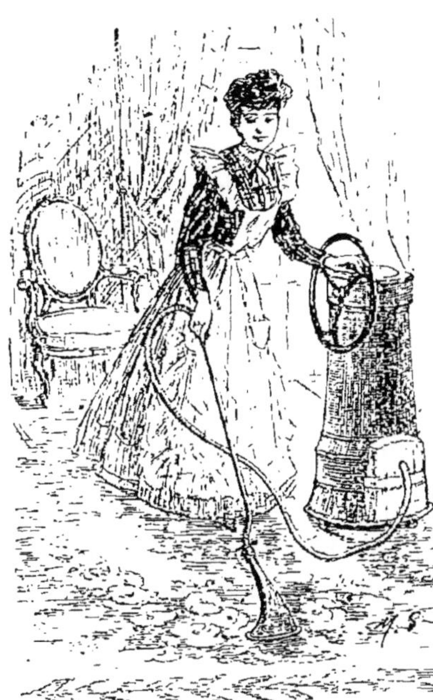

Fig. 65. — Nettoyage par le vide.

A ce point de vue le « style moderne », avec ses murs peints à l'huile, avec ses meubles en bois et cuir, avec ses teintes claires qui exigent la propreté, est favorable à l'hygiène. Ce serait parfait si les angles du plafond, du plancher et des murs étaient remplacés par des surfaces courbes, comme cela se voit dans les hôpitaux et dans les chambres destinées aux malades.

Chauffage. — Son but. — Le chauffage permet de lutter contre le froid en maintenant dans nos habitations une température moyenne, ou tout au moins présentant de faibles écarts. On atteint ce but en cherchant non pas à chauffer l'air intérieur, mais a maintenir à une certaine température les parois des appartements.

La température à obtenir varie suivant les cas : dans un cabinet de travail, un salon, une salle à manger, où l'on reste immobile, la température de 16° est nécessaire ; dans les ateliers, où l'on s'agite, 10° suffisent. Quant aux chambres à coucher, le mieux est d'y supprimer tout chauffage, sauf quand les pièces sont humides ; dans ce cas un chauffage intermittent est utile. Les chambres de malades ne doivent pas être chauffées au-dessus de 18° : il est même préférable de n'y pas dépasser 16°.

Ses dangers. — Quel que soit le système de chauffage employé, il faut veiller à ce que les produits de la combustion ne vicient pas l'air. Parmi ces produits, les plus importants sont : le gaz carbonique, l'oxyde de carbone, l'acide sulfureux et l'hydrogène sulfuré, ces deux derniers se formant surtout dans la combustion de la houille. Il est indispensable que la cheminée ait un bon tirage afin d'enlever tous ces gaz toxiques, parmi lesquels le plus dangereux est l'oxyde de carbone.

Avec les cheminées à feu de bois, il n'y a aucun danger même quand la cheminée fume, car il arrive toujours assez d'air pour qu'il ne se produise pas d'oxyde de carbone : il se dégage seulement du gaz carbonique peu dangereux. Ce sont surtout les poêles, et principalement les poêles à combustion lente, qui occasionnent les accidents.

Sans entraîner la mort, les gaz toxiques qui ne se dégagent qu'en petite quantité provoquent des troubles pénibles et dangereux, des anémies, des congestions, des vertiges, des neurasthénies spéciales qui déroutent le médecin et qui peuvent persister pendant de longues années.

Appareils. — Ils forment deux catégories, suivant que le chauffage est *local* ou *central*. Dans le chauffage local le foyer est placé dans la pièce à chauffer, tandis que dans le chauffage central la source de chaleur est placée en dehors du local à chauffer.

1° Chauffage local. — Il est encore le plus utilisé. Il se fait à l'aide des *cheminées* ou des *poêles*.

a) Cheminées. — Une cheminée se compose d'un foyer ouvert, surmonté d'un conduit pour l'évacuation de la fumée et des produits de combustion. C'est l'appareil le plus simple ; c'est aussi celui qui assure le mieux la ventilation, car, si le *tirage* est bon, il détermine un appel d'air par tous les orifices. Le tirage est, en effet, la formation d'un courant d'air continu de bas en haut par suite de la dilatation des gaz par la chaleur. Non seulement ce courant d'air continu assure la ventilation, mais en traversant le foyer il active la combustion.

Ce mode de chauffage a un gros inconvénient : c'est qu'il est peu économique, car la pièce à chauffer ne reçoit que 6 %, avec le bois, 12 % avec le coke, de la chaleur déga-

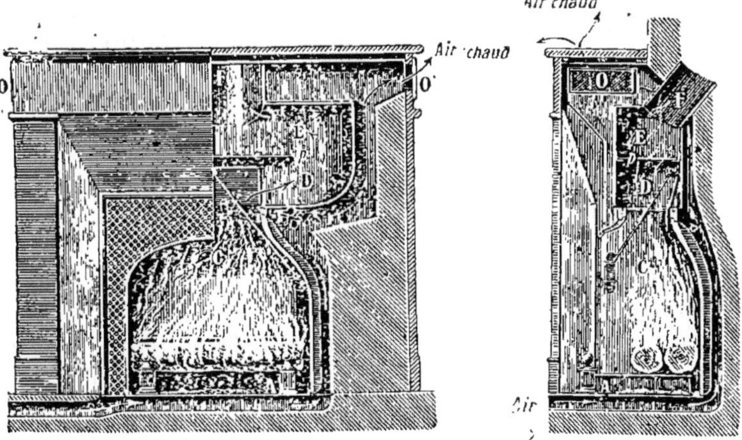

Fig. 66. — Cheminée à bouches de chaleur.

gée dans la combustion. De plus, la cheminée, ne chauffant que par rayonnement direct, n'assure pas une égale répartition de la chaleur dans la pièce.

On peut utiliser une plus grande partie de la chaleur produite et éviter les courants d'air froid, en amenant par un conduit A (*fig*. 66) l'air extérieur autour du foyer ; cet air s'échauffe et sort par les bouches de chaleur O,O' des deux côtés de la cheminée pour se répandre dans la chambre et remplacer l'air qui passe dans la cheminée.

b) Poêles. — Les poêles sont des appareils, ordinairement en fonte, dont le foyer est clos et que l'on peut disposer au milieu de la salle. L'air nécessaire à la combustion pénètre par un orifice inférieur et les produits de la combustion s'en vont par des tuyaux.

La surface de rayonnement des poêles, surtout si l'on tient compte du développement des tuyaux, est considérable ; aussi leur rendement calorique est-il supérieur à celui de la cheminée. Mais les poêles ont l'inconvénient de s'échauffer trop rapidement et de cesser brusquement de rayonner dès que le feu s'éteint. De plus, ils peuvent laisser dégager de l'oxyde de carbone, surtout si leurs parois sont chauffées au rouge. Il est prudent de ne pas mettre sur le tuyau une clef, car en la fermant on fait refluer les gaz de la combustion dans la chambre. Il est bon également de placer sur le poêle un récipient contenant quelques litres d'eau, afin d'éviter la trop grande sécheresse de l'air.

Les *poêles en faïence* ne laissent pas passer de gaz au travers de leurs parois, et de plus ils ont l'avantage de s'échauffer et de se refroidir lentement en donnant par suite une température plus régulière.

Quant aux *poêles à combustion lente,* dont l'usage est malheureusement trop répandu, ce sont de merveilleux appareils à empoisonner, d'autant plus qu'ils sont construits pour pouvoir être transportés facilement d'une pièce dans l'autre. Le tirage est très réduit et, par suite, la combustion très ralentie parce qu'on oblige les gaz de la combustion à faire un long trajet avant de s'échapper dans la cheminée. Le gaz carbonique, qui se forme à la partie inférieure du foyer, se réduit en oxyde de carbone en traversant la colonne de charbon portée au rouge sombre. Il suffit alors d'un léger coup de vent pour refouler ce gaz toxique dans l'air de la

chambre. Ou bien encore ce gaz peut, par des cheminées
voisines ou par des fissures, causer des accidents dans des
chambres voisines, même à des étages différents. Ces poêles
sont économiques, mais ils sont dangereux ; aussi leur usage
a-t-il été interdit dans les établissements publics.

Nous laisserons de côté les procédés de chauffage au gaz,
à l'alcool et au pétrole, qui sont coûteux et parfois dangereux.

2° Chauffage central. — C'est le procédé employé quand

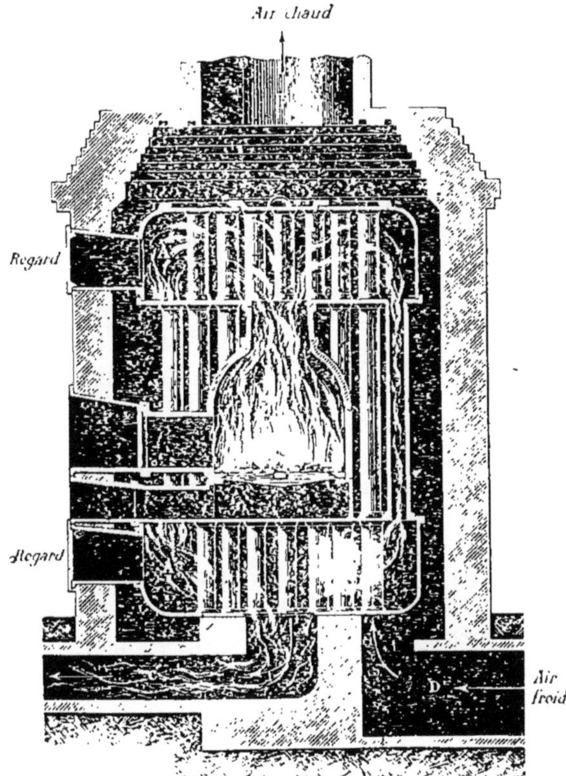

Fig. 67. — Calorifère à air chaud.

il s'agit de chauffer les différentes pièces d'une maison, ou de grandes constructions (établissements d'instruction, hôpitaux, musées, etc.). On se sert, à cet effet, de *calorifères*, c'est-à-dire d'appareils composés d'un foyer placé dans la cave ou à l'étage inférieur du bâtiment, et de tuyaux qui vont dans toutes les pièces porter ou de *l'air chaud*, ou de *l'eau chaude*, ou de la *vapeur*.

a) Calorifères à air chaud. — Ils servent ordinairement au chauffage des grands magasins, des théâtres. Ils sont de plus en plus abandonnés à cause des inconvénients qu'ils présentent au point de vue hygiénique. Dans ces appareils, l'air extérieur arrive par la partie inférieure D (*fig.* 67), s'échauffe en passant dans des tuyaux portés à une température élevée par le foyer central, puis se rassemble à la partie supérieure dans une sorte de réservoir ; on le distribue ensuite dans les chambres, où il se déverse par des bouches de chaleur. Mais cet air est trop sec, souvent trop chaud, et de plus il entraîne avec lui les poussières des conduits qu'il a parcourus et dont il est impossible d'assurer la propreté. De plus ces calorifères, dont le générateur est rarement étanche, livrent passage, par des fissures, à des gaz toxiques.

b) Calorifères à eau chaude. — Un calorifère à eau chaude se compose d'une chaudière d'où part un tube vertical *a* (*fig.* 68) qui vient déboucher dans un réservoir *v* placé en haut de la maison. De ce réservoir partent des tubes qui se rendent dans les pièces à

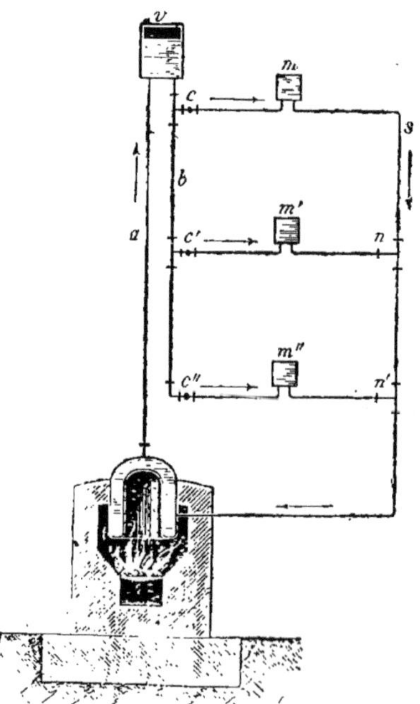

Fig. 68. — Schéma d'une installation de chauffage par l'eau chaude.

chauffer où se trouvent des récipients *m, m', m''* en forme de poêles. Un tube *s* ramène l'eau à la partie inférieure de la chaudière. L'eau de la chaudière, en s'échauffant, devient moins dense et monte dans le vase *v*, puis descend dans les salles, où elle abandonne une partie de sa chaleur ; devenue plus lourde, elle revient à la chaudière, où elle se réchauffe de nouveau, et la circulation continue.

Cet appareil a des avantages : il donne une chaleur douce, constante et n'altère pas l'air ; il est économique. Mais il a l'inconvénient d'exiger une installation coûteuse et de ne chauffer que lentement. On ne peut donc l'employer quand on a besoin d'un chauffage rapide. De plus, la pression énorme que les tuyaux ont parfois à supporter peut les faire éclater.

Le rendement de ces calorifères est considérable, car ils donnent jusqu'à 90 % de la chaleur du combustible.

c) Calorifères à vapeur. — Le chauffage à vapeur à basse pression se répand de plus en plus ; il permet de desservir des locaux éloignés et répartis sur de grandes surfaces. C'est lui qui répond le mieux à toutes les exigences de l'hygiène. On l'installe même dans de modestes habitations particulières, et il donne de bons résultats, pour un prix relativement peu élevé.

L'appareil se compose : 1° d'une *chaudière*, qui produit la vapeur ; 2° d'une *canalisation*, qui amène la vapeur dans les

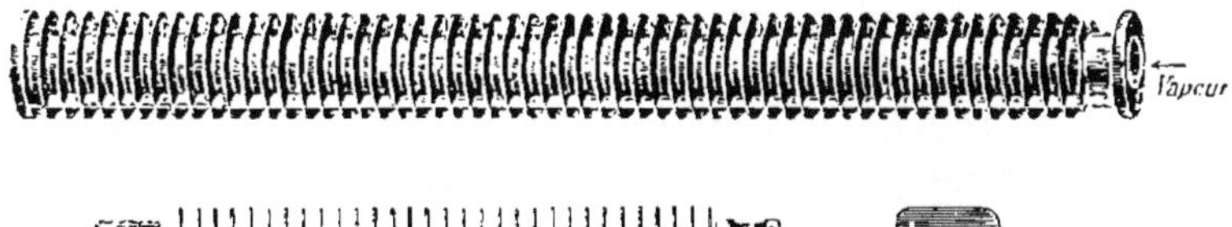

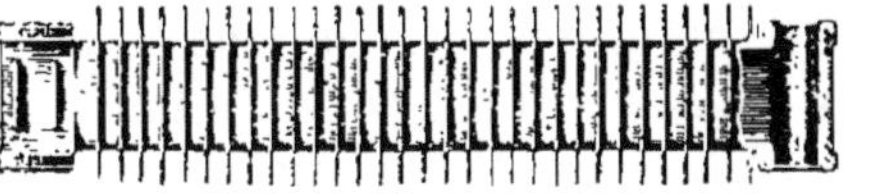

Fig. 69. — Tuyaux en fonte à ailettes.

chambres à chauffer et qui ramène à la chaudière l'eau provenant de la condensation, de sorte que l'eau sert indéfiniment; c'est la chaleur dégagée par la vapeur en se condensant qui échauffe les tuyaux et l'air environnant; 3° de *radiateurs*, qui ont pour but d'augmenter les surfaces chauffantes et qu'on dispose sur les tuyaux conduisant la vapeur ; ils ont des formes variées : ailettes circulaires ou rectangulaires (*fig.* 69), prismes (*fig.* 70), etc. Dans le radiateur représenté par la figure 70, la vapeur pénètre en *a*, s'échappe en *c*, avec l'eau condensée qui retourne à la chaudière. Si l'on ne veut pas chauffer la pièce, on ferme la vis V ; la vapeur ne pénètre plus dans le radiateur et passe dans les pièces voisines.

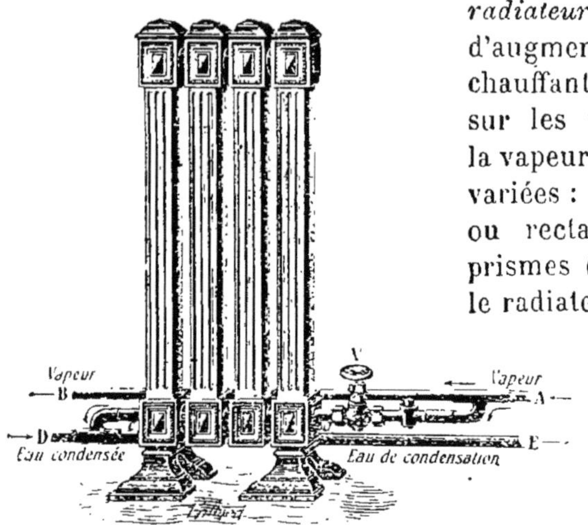

Fig. 70. — Radiateur à vapeur.

Ce système est hygiénique parce qu'il ne dessèche pas l'air et ne produit pas de gaz toxiques.

Éclairage. — On sait combien la lumière est nécessaire à la santé, et l'on connaît cette expression si juste : « Où le soleil et l'air n'entrent pas, le médecin entre souvent. » L'organisme, en effet, qui séjourne dans des pièces où le soleil ne pénètre jamais, a le sang appauvri par la diminution des globules rouges. Les mineurs qui travaillent à l'obscurité, les enfants qui restent enfermés, s'anémient, s'affaiblissent en prenant les *pâles couleurs*. Il est donc de toute nécessité de se préoccuper de l'*éclairage*. Il faut distinguer l'*éclairage naturel* de l'*éclairage artificiel*.

1° **Éclairage naturel.** — Il est fourni par le soleil, qui envoie ses radiations lumineuses directement ou par diffusion.

On admet qu'une pièce est suffisamment éclairée si, de tous ses coins, on y peut voir le ciel. En réalité, cette condition est insuffisante, car elle ne garantit ni la lumière nécessaire au travail, ni la radiation solaire qui chauffe en hiver et assainit en tout temps.

La *lumière directe* doit être recherchée quand on veut combattre les microbes et quand il s'agit d'éclairer une pièce comme une chambre à coucher, une salle d'hôpital. Mais quand on doit se livrer dans une pièce à un travail continu où la vue joue le rôle important, comme dans une école, une bibliothèque, on doit rechercher la *lumière diffuse*. Cette lumière doit être abondante, et l'on va jusqu'à réclamer pour les fenêtres et les baies un quart environ de la surface totale.

Puisque la lumière du jour vient par le haut, et non par le bas des fenêtres, il est donc logique de proscrire la disposi-

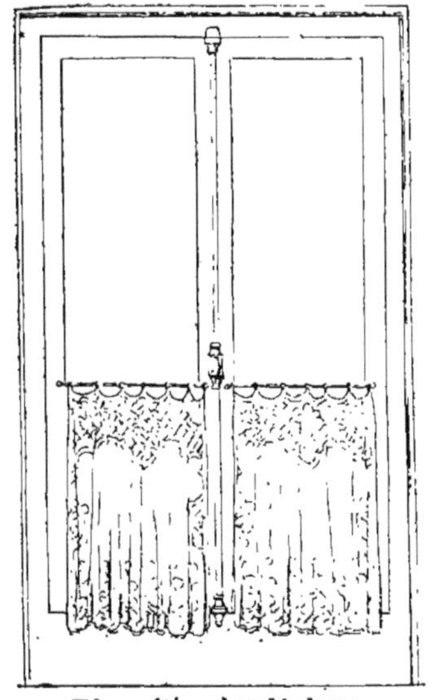

Disposition hygiénique
des fenêtres.

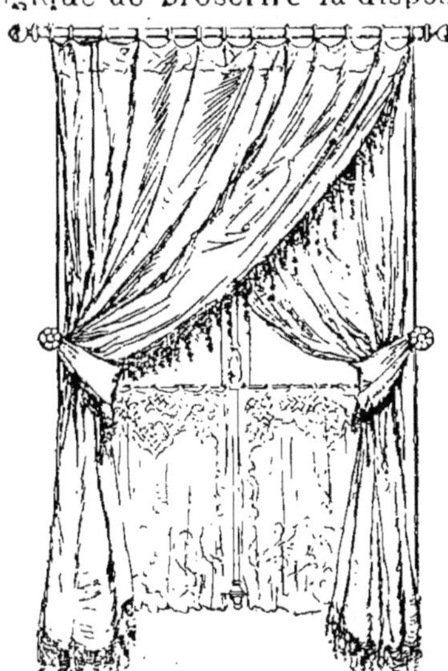

Disposition antihygiénique
des fenêtres.

Fig. 71.

tion habituelle des tentures, fermées par le haut et ouvertes par le bas (*fig.* 71).

Dans les ateliers et les usines, il est préférable d'éclairer largement par un toit en verre.

Enfin la lumière solaire est la seule bonne pour les yeux.

2° Éclairage artificiel. — L'éclairage artificiel s'obtient par la combustion de certaines substances dans l'air (sauf la lumière électrique). Il en résulte des produits de combustion et de la chaleur dégagée, deux faits importants au point de vue hygiénique. On peut dresser le tableau ci-dessous en prenant pour unité d'éclairage 100 bougies par heure et en comparant les diverses sources au double point de vue de la chaleur dégagée et de la formation du gaz carbonique.

MODES D'ÉCLAIRAGE	CALORIES	CO_2 PRODUIT (en mèt. cubes)
Arc voltaïque	57 à 158	»
Lampe à incandescence	200 à 500	»
Gaz (Bec Auer)	1 800	0,20
Lampe à pétrole	3 300	0,44
— huile	4 200	0,61
Acétylène		0,16
100 bougies	8 000	1,30

Ce tableau montre qu'au point de vue hygiénique la lumière électrique tient le premier rang, car elle ne donne aucun produit de combustion et la chaleur dégagée est négligeable. Mais la richesse de cette lumière en radiations chimiques est mauvaise pour l'œil, et il serait bon d'absorber les rayons violets au moyen d'une ampoule teintée de rouge.

La lampe à huile donne une lumière douce et peu fatigante, mais elle a été détrônée par la lampe à pétrole qui, ayant un pouvoir éclairant supérieur, est, par suite, plus économique. Malheureusement l'éclairage au pétrole, comme l'éclairage au gaz, a l'inconvénient de dégager une grande quantité de chaleur qui tend à congestionner l'œil. Aussi l'éclairage au gaz, même avec le perfectionnement du bec Auer, est-il une cause d'affaiblissement de la vue pour tous ceux qui travaillent à cette lumière.

Quel que soit le procédé d'éclairage employé pour le tra-

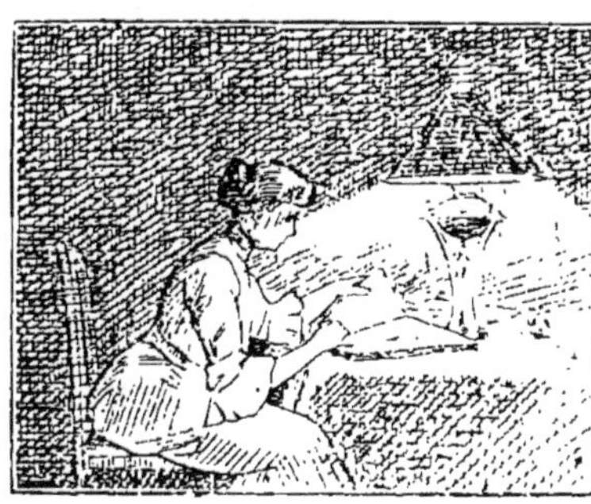

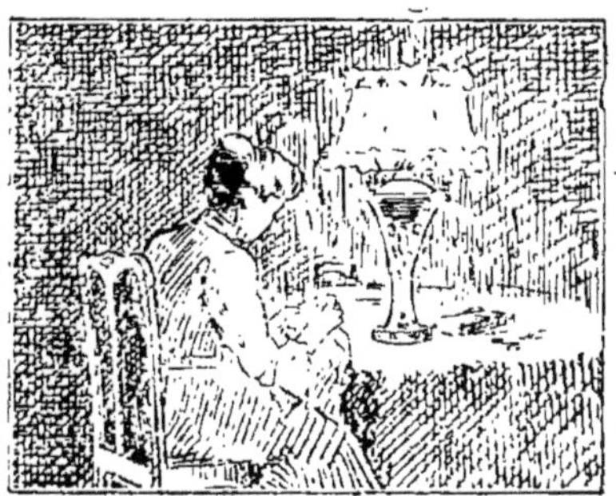

Abat-jour hygiénique.   Fig. 72.   Abat-jour antihyg.énique.

vail, la tête et les yeux devront être protégés par un abat-jour bien opaque (*fig.* 72).

Les parasites de la maison. — Les parasites de la maison ne sont pas seulement désagréables, ils sont dangereux. De récentes expériences, en effet, ont montré le rôle qu'ils jouent dans la transmission des maladies contagieuses. On doit donc leur faire la guerre autant par hygiène que par propreté ; d'ailleurs, dans une maison propre, claire, bien tenue, ils sont toujours rares.

Les plus communs sont : la Punaise, la Puce, la Teigne, la Mouche, le Moustique, la Souris et le Rat.

La *Punaise* (*fig.* 73) atteint un centimètre de longueur ; elle dégage une odeur désagréable ; par sa piqûre, qui est douloureuse, elle peut transmettre la tuberculose, la fièvre typhoïde et peut-être même le cancer. Elle est surtout fréquente dans les chambres mal soignées ; elle peut persister longtemps dans des appartements inoccupés ; aussi doit-on s'assurer de sa disparition avant de s'installer dans une habitation. Elle se cache facilement derrière les papiers mal collés, dans les boiseries et les tapisse-ries; elle émigre volontiers avec les vieux meubles ; aussi doit-on désinfecter ceux-ci avant de les introduire chez soi. La désinfection au soufre tue bien les pu-naises ; mais le moyen le plus simple est de saupoudrer largement la literie, les fentes du plancher, des boiseries, des murs avec de la poudre de pyrèthre.

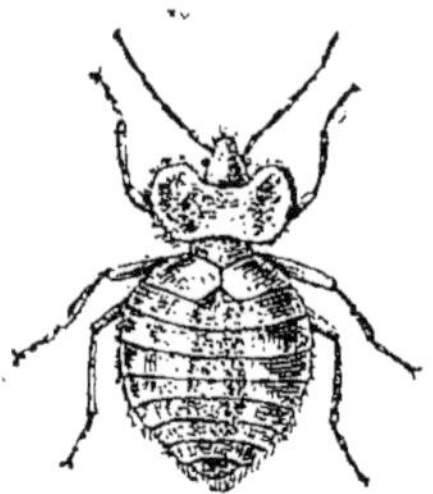

Fig. 73. — Punaise.

La **Puce** (*fig.* 74) se multiplie parfois d'une façon extraor-dinaire ; ses œufs, pondus dans les fentes des planchers et les replis des tapis, donnent nais-sance à des sortes de petits vers blancs. Par sa piqûre, elle peut transmettre la peste et la suette miliaire. Pour la combattre, le meilleur moyen est d'empêcher le développement des larves, par exemple en encaustiquant ou en lavant avec soin les parquets.

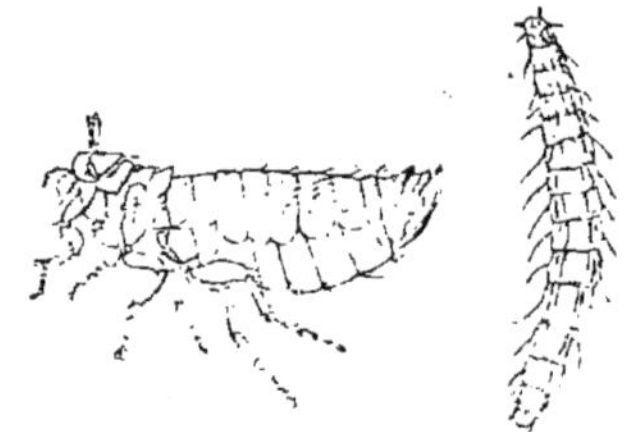

Fig. 74. — Puce et sa larve.

La **_Teigne des tapisseries_** (*fig.* 75) est un petit Papil-l'on souvent désigné sous le nom de *Mite*. Ce Papillon pond ses œufs dans les tapis, les vête-ments, les fourru-res et ses chenilles fabriquent des sor-tes de fourreaux avec les débris des étoffes et des ten-tures. On peut les combattre par des vapeurs de formol (aldéhyde formique à 40 °/₀). On peut aussi emprisonner dès le printemps, dans

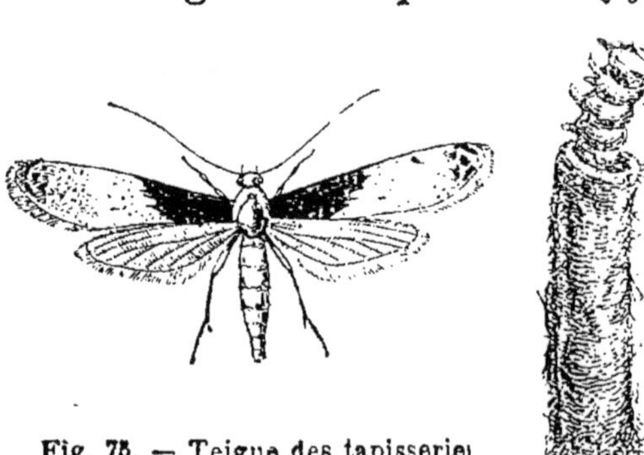

Fig. 75. — **Teigne des tapisseries et sa larve.**

des boîtes hermétiquement closes, les tissus que l'on veut préserver de ces insectes.

On trouve assez souvent, dans les vieux livres ou dans les placards humides, un petit insecte, le **Lépisme** (*fig.* 76), appelé aussi parfois *Poisson d'argent* à cause des petites écailles argentées qui le recouvrent.

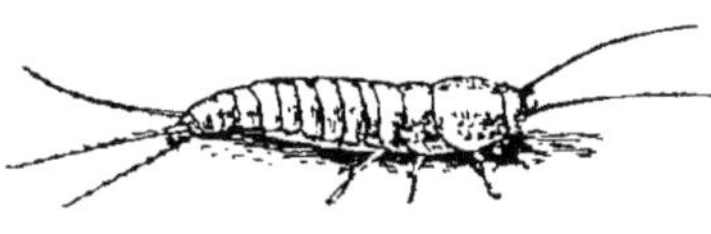

Fig. 76. — Lépisme.

La *Blatte* (*Cafard, Cancrelat*) (*fig.* 77) est très abondante dans les vieilles habitations, surtout dans les cuisines mal tenues ; très aplatie, elle peut pénétrer partout, sous les boiseries et dans les fentes des murs ; elle répand une odeur forte et persistante qui imprègne les substances qu'elle touche. On s'en débarrasse avec de la poudre de pyrèthre et surtout avec de la propreté.

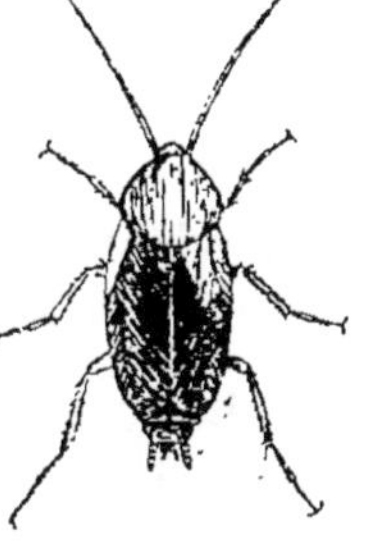

Fig. 77. — Blatte des cuisines.

Le *Charançon* (*fig.* 78) comprend de nombreuses espèces dont les larves vivent dans les céréales, le Riz, les Pois et les Fèves.

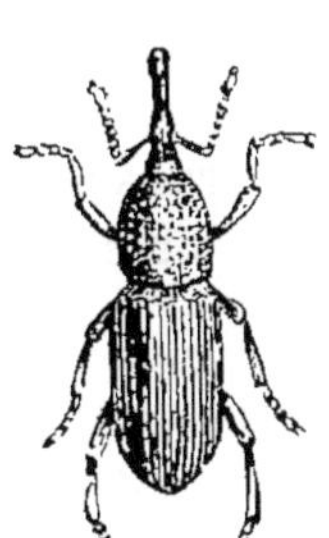

Fig. 78. — Charançon du Blé.

La *Mouche de la viande* (*fig.* 79), si commune dans nos habitations, pond ses œufs sur la viande, qui se trouve envahie par les larves appelées *Asticots*. Toutes les espèces de Mouches sont dangereuses, car elles peuvent transporter le germe de la maladie du charbon, de la tuberculose, de la fièvre typhoïde, de la septicémie ; le meilleur moyen de combattre les Mouches est de tuer les larves, qui se forment ordinairement dans les fosses d'aisances et dans les fumiers. Il faut éviter d'employer les papiers tue-mouches à base d'arsenic, car les insectes empoisonnés peuvent, en volant, transporter de l'arsenic sur les aliments. Pour tuer les larves dans les water-closets, il suffit d'y verser de l'huile de schiste

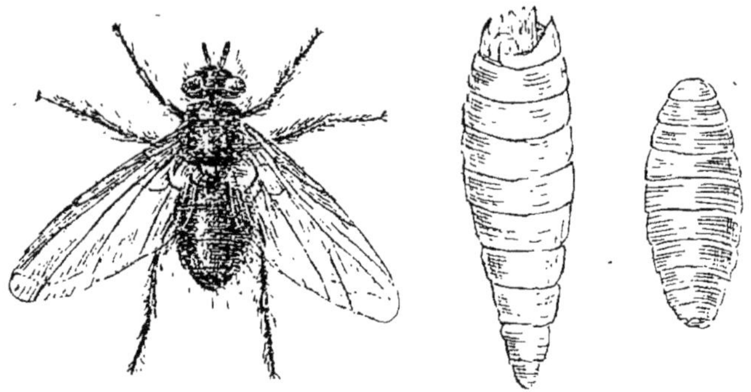

Fig. 79. — Mouche de la viande.

(environ 2 litres par mètre superficiel de fosse). L'éclosion des larves sera ainsi empêchée.

Le rôle du *Moustique*, si important dans la transmission des fièvres paludéennes, sera étudié à propos de ces dernières.

Les *Rats* (*fig.* 80) et les *Souris* sont des agents de transmission de maladies, surtout par les parasites qu'ils abritent : aussi doit-on s'efforcer de les détruire. Le meilleur moyen consiste à tendre patiemment et régulièrement des pièges. Les appâts empoisonnés ont, en effet, un grave inconvé-

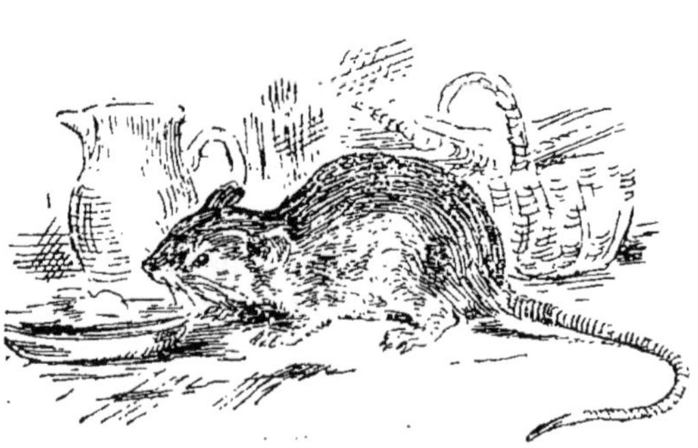

Fig. 80. — Rat (Surmulot).

nient : les animaux vont mourir au fond de leurs trous, s'y putréfient et deviennent des foyers d'infection.

Danger des animaux domestiques pour la santé. — Le séjour de certains animaux domestiques (Chiens, Chats, Oiseaux) dans les habitations est surtout fréquent dans les campagnes. Il est non seulement malpropre, mais dangereux. En effet, les Chiens et les Chats peuvent transmettre à l'homme certaines de leurs maladies, ou bien ils peuvent transporter des microbes de maladies qu'ils n'ont pas, en allant d'un individu malade à un individu sain.

Les Chiens, par exemple, pourront transmettre la tuberculose et aussi les œufs de Vers parasites qu'ils ont récoltés au cours de leurs explorations sur les voies publiques. Il est donc malpropre et dangereux de tolérer qu'un Chien vous lèche les mains ou le visage.

Si les Chiens sont fréquemment tuberculeux, les Chats sont souvent cancéreux et il n'est pas certain que le cancer du Chat ne soit pas transmissible à l'homme.

Quant aux Oiseaux, leurs maladies ne paraissent pas toujours transmissibles à l'homme ; pourtant on connait de nombreux accidents causés par la pneumonie infectieuse des Perruches.

Les Chiens et les Chats peuvent être de simples commis-voyageurs en microbes. Ainsi, quand un malade est au lit, souvent, sa distraction est d'avoir près de lui son compagnon favori ; or, s'il est atteint d'une maladie contagieuse (fièvre éruptive, diphtérie), l'animal va porter dans le voisinage, au cours de ses tournées quotidiennes, les germes contagieux dont ses poils se sont chargés. Des expériences ont montré que des microbes comme ceux de la diphtérie et de la fièvre typhoïde étaient encore virulents plus de dix jours après avoir été déposés sur les poils de ces animaux.

Les Chiens et les Chats ne devraient donc jamais pénétrer dans la chambre de personnes atteintes de maladies infectieuses.

Logements insalubres. — Construire des maisons hygiéniques est bien, mais il serait plus urgent encore de faire disparaître les habitations insalubres, véritables foyers d'infection toujours actifs et d'où sortent toutes les contagions.

C'est, en effet, une illusion de croire que l'on est à l'abri des maladies infectieuses en habitant une maison hygiéniquement installée, si, comme cela arrive dans toutes les villes, il existe dans le voisinage d'immondes taudis.

C'est ainsi qu'on trouve, bordant des rues qui n'ont pas deux mètres de largeur, des maisons où s'entassent de nombreuses familles. Dans ces maisons, pas d'air, pas de lumière, des escaliers dans lesquels s'amassent les déchets, depuis les eaux de lavage jusqu'aux excréments ; des senteurs écœurantes s'échappent de partout. Si vous pénétrez dans les logis, vous y verrez souvent pour toute la famille une seule pièce dans laquelle voisinent les lits, la table et les ustensiles de cuisine. Les murs suintent l'humidité, l'évier répand une odeur infecte et souvent la fenêtre ne prend l'air que sur une courette qui est plutôt une fosse d'obscurité et de saleté.

C'est dans de tels réduits que la tuberculose prospère merveilleusement.

Il existe dans toutes les grandes villes de véritables cités tuberculeuses qu'on pourrait comparer aux cités lépreuses du Moyen âge, avec cette différence qu'elles sont plus dangereuses. C'est dans ces cités insalubres que s'élaborent toutes les infections qui vont ensuite se répandre par les rues et pénétrer au sein des maisons les mieux tenues. De ces notions se dégage une cruelle leçon de solidarité, qui devrait rapprocher le pauvre, et le riche. Ces foyers de misère et d'infection sont donc condamnés par l'hygiène autant que par la morale : ils doivent être détruits, et si lourds que soient les sacrifices nécessaires à cette opération de salubrité, ils seraient faibles en comparaison des douleurs et des ruines causées par ces maisons maudites. Il existe en Angleterre une loi d'expropriation qui a permis à nos voisins d'obtenir de remarquables résultats dans l'assainissement de leurs grandes villes.

§ 2. — Les diverses parties de l'habitation et l'ameublement.

Quand on a fait choix d'une maison ou d'un appartement dans de bonnes conditions hygiéniques, il faut les meubler. Le choix du mobilier appartient habituellement à la femme et cela est naturel puisque tout ce qui concerne la maison est de son domaine. Nous donnerons donc quelques indications sur l'ameublement des principales pièces : salle à manger, salon, chambre à coucher avec cabinet de toilette, cuisine, en insistant surtout sur les deux dernières.

Salle à manger. — Autant que possible elle doit être gaie, bien éclairée, et ne pas recevoir les odeurs de la cuisine. Nous dirons peu de mots du mobilier : table, chaises, buffet. Cette pièce peut être sans inconvénient exposée au Nord ; le parquet peut être ciré ou lavé. Il est bon de le recouvrir d'un linoléum ou d'une natte. Un dressoir ou servante est très utile : on y dispose des assiettes de rechange, etc. Cela facilite le service quand on est en famille ; on évite ainsi la gêne causée par la présence continuelle des domestiques dans la pièce.

La table doit être dressée avec soin : la blancheur du linge impressionne agréablement ; quelques fleurs et un peu de verdure plaisent à l'œil sans nuire à l'appétit.

Salon. — L'ameublement de cette pièce varie selon la fantaisie de chacun et c'est là qu'on retrouve le cachet personnel de la maîtresse de maison. Le salon doit avoir un aspect accueillant et gai pour que les visiteurs s'y sentent à l'aise. Il est bon d'y placer des sièges confortables, pas trop hauts, une table sur laquelle on disposera des journaux et des albums pour distraire les hôtes. Des tableaux au mur, des plantes vertes dans les coins, des fleurs dans des vases, des bibelots donnent de la gaieté à la pièce. Il ne faut pas abuser

des bibelots, surtout si l'on n'a qu'une seule bonne, car leur
entretien prend beaucoup de temps. On peut avoir un tapis,
mais il doit être mobile afin qu'on puisse le secouer souvent.
C'est une bonne chose que d'avoir une petite table sur laquelle
on puisse offrir quelques rafraîchissements, tasse de thé, etc.
Cela rend l'accueil moins cérémonieux et sera particulièrement utile à la campagne, où les visiteurs viennent parfois
de loin.

Chambre à coucher. Le lit. — Si dans l'aménagement
des autres pièces on peut se laisser guider par l'usage et la
fantaisie, dans la chambre à coucher l'hygiène doit être
seule maîtresse. Nous décrirons donc une chambre à coucher modèle à ce point de vue.

L'orientation doit être au midi autant que possible et les
fenêtres très hautes. Le parquet sera ciré ou lavé fréquemment et, si on le peut, on aura des lambourdes scellées à
bain de bitume, ce qui est beaucoup plus sain. *Pas de tapis*,
excepté la descente de lit indispensable ; pas de doubles
rideaux ; *pas de tentures* qui empêchent l'aération et sont
des réceptacles à microbes.

Les murs ne doivent être recouverts ni de papier ni
d'étoffes qui s'imprègnent de microbes et donnent un asile
sûr aux parasites de toutes sortes (Punaises, Araignées, etc.).
Il n'y a rien d'aussi sain que la peinture, une peinture vernissée à l'huile à base de gomme dure. Cette peinture se
lave aisément et supporte l'action des désinfectants, ce qui
est précieux en cas de maladie. Il va sans dire que les pein-
tures employées ne contiendront aucun sel de plomb, de
cuivre ou d'arsenic. La menuiserie indispensable dans la
pièce doit être aussi simple que possible, afin d'éviter les
accumulations de poussière dans les coins.

Le mobilier se composera d'un *lit* (*fig.* 81) sans rideaux. En
dormant dans un lit dont les rideaux sont entièrement fermés,
on est empoisonné par sa propre respiration. On peut en citer
comme preuve le fait suivant : si l'on suspend une cage avec
un oiseau dans l'espace enclos par les rideaux du lit où dort

une personne, l'oiseau est généralement mort le lendemain

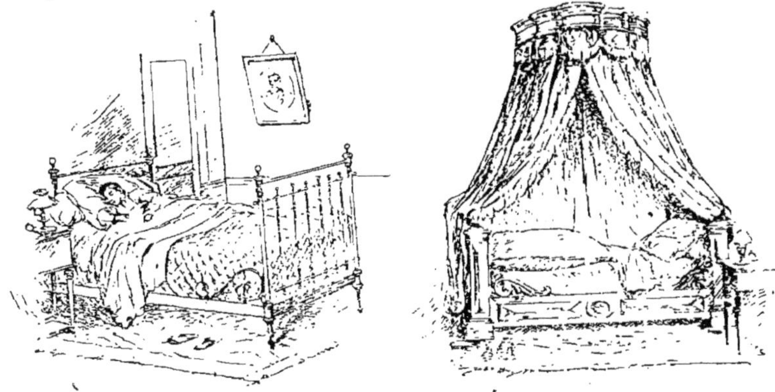

Fig. 81. — Lits hygiénique et antihygiénique.

matin. Le lit doit être en métal, fer ou bien fer et cuivre (*fig.* 82). Le premier est d'un entretien plus facile, le second est plus élégant. Quant au lit de bois, il se nettoie difficilement et abrite souvent des parasites. Le *sommier* doit être entièrement métallique, soit à lames, soit en fils tressés, soit à ressorts, avec un cadre en fer.

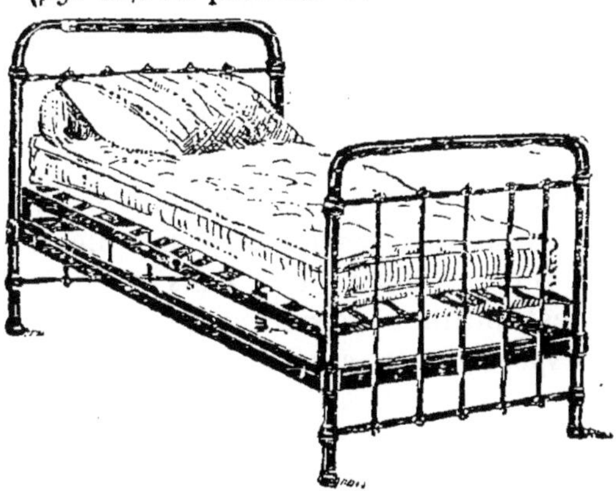

Fig. 82. — Lit hygiénique avec sommier métallique.

Sur le sommier un *matelas* de laine ou de crin, un traversin, un oreiller de crin, qui doivent être souvent aérés et battus. Pas de matelas de plume : ils sont trop mous, trop chauds, provoquent des sueurs et leur nettoyage est trop difficile. Pas d'*oreillers* de plume, dans lesquels la tête est enfouie et se congestionne, tandis que les oreillers de crin laissent la tête fraîche.

Les *couvertures* doivent être chaudes mais légères et laisser passer la transpiration. Les couvertures de laine sont les meilleures pour la nuit ; l'édredon doit être réservé pour les nuits très froides. Enfin, les draps doivent être changés fréquemment, au moins tous les 15 jours.

Le lit, dans lequel nous passons presque le tiers de notre existence, ne doit être qu'un vêtement protecteur contre le refroidissement de la nuit et non pas un milieu où se développent les microbes que tout individu transporte avec lui. Il est le vêtement de toute personne qui dort ou qui souffre. Il importe donc qu'il soit préservé de toute cause d'insalubrité. C'est pourquoi il devra être placé dans un endroit où l'air et la lumière circulent librement. Ni alcôve, ni rideaux qui gênent le renouvellement de l'air. Il est même bon, si la pièce est assez grande, de placer le lit au milieu, la tête seule appuyée au mur. Cette disposition satisfait à l'élégance et à l'hygiène, car l'aération du lit se fait mieux et les soins de propreté sont facilités.

Enfin, chaque matin, le lit devra être défait et la literie mise à l'air pendant un certain temps.

C'est une bonne chose que d'avoir un lit par personne. En Allemagne, où les prescriptions hygiéniques sont mieux observées que chez nous, il en est ainsi même dans les maisons les plus pauvres. Il est inutile d'insister sur les avantages que présente cette disposition en cas de maladie contagieuse.

L'ameublement est complété par une armoire à glace, une table de nuit en métal et marbre, facile à laver, des chaises cannées et une table de toilette ; mais il est préférable au point de vue hygiénique d'avoir un cabinet de toilette séparé.

Cabinet de toilette. — La *table de toilette* peut se composer d'une table de bois blanc peint facile à laver, recouverte de marbre ou, par raison d'économie, d'une toile cirée. Sur la table une grande cuvette d'au moins 40 centimètres de dia-

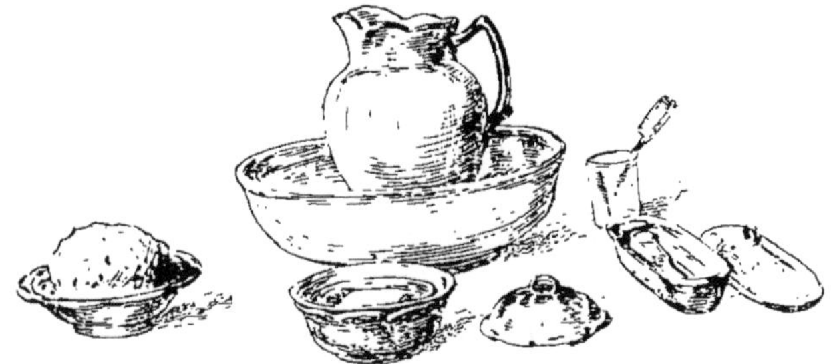

Fig. 83. — Garniture de toilette.

mètre (*fig.* 83). Il ne faut plus de ces cuvettes minuscules où il est impossible de se laver les mains sans tout éclabousser.

Sous la table, que l'on peut entourer d'un rideau facile à nettoyer, on placera un broc et un *seau hygiénique* (*fig.* 84) en faïence ou en bon émail. A côté on disposera un porte-serviettes mobile qui permettra de faire sé-

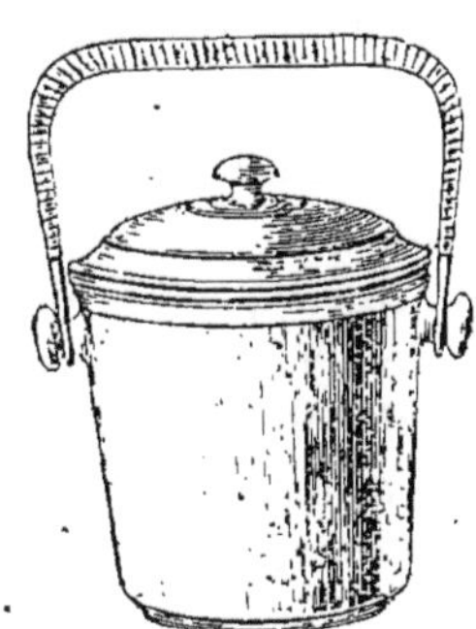

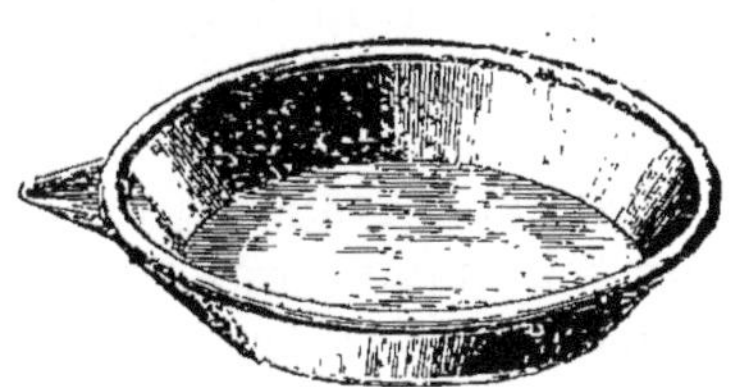

Fig. 84. — Seau hygiénique.   Fig. 85. — Tub.

cher facilement le linge. Enfin un *tub* (*fig.* 85), nécessaire pour les ablutions générales.

C'est dans le cabinet de toilette que l'on placera l'*armoire* où sont suspendus les effets. A défaut d'armoire, on fait poser une planche contre le mur à une hauteur de 1^{m},70. Au-dessous on fixe solidement des crochets auxquels on suspend des portemanteaux que l'on dispose parallèlement les uns aux autres. En avant on place un rideau qui glisse facilement sur une tringle.

Si le cabinet de toilette est assez grand pour que l'on puisse y placer une *baignoire,* cela a de nombreux avantages au point de vue de la commodité, de l'économie et surtout de l'hygiène, car l'usage des bains fréquents et des ablutions journalières est excellent à la santé.

Cuisine. — Elle doit être carrelée et il serait désirable que les plinthes, au lieu d'être en bois, fussent en ciment de Portland faisant corps avec la muraille, à cause des nombreux lavages. Les murs sont peints à l'huile comme ceux de la chambre à coucher. Il est bon qu'il y ait une cheminée, et cela est même tout à fait indispensable à la campagne. Enfin on doit choisir une pièce claire, ce qui est une condition indispensable de propreté. Contre les murs on pose des planches pour y accrocher la batterie de cuisine.

Le mobilier doit comprendre un *fourneau économique* ou **cuisinière** en fonte. Il faut la choisir telle qu'on puisse y brûler n'importe quel combustible et munie d'un réservoir qui permette d'avoir toujours de l'eau chaude.

Les cuisinières sont d'un usage très commode, mais longues à allumer ; elles dégagent beaucoup de chaleur ; aussi est-il pratique d'avoir soit un *fourneau à charbon de bois,* soit un *fourneau à gaz, à pétrole* ou *à alcool* selon les circonstances, pour s'en servir en été ou lorsqu'on n'a besoin de feu que pour un temps très court.

On trouve aussi dans la cuisine une table, un billot, une armoire. La table et le billot doivent être en bois facile à nettoyer, en hêtre par exemple. L'armoire sert à ranger le linge de la cuisine et les provisions nécessaires à la cuisinière. On y trouve une série de boîtes dans lesquelles sont placés : sel, poivre, farine, tapioca, riz, etc.

Près d'une fenêtre se trouve la *pierre d'évier.* Autour de cette pierre le mur sera revêtu de carreaux de faïence faciles à laver.

Il est très commode d'avoir une arrière-cuisine dans

laquelle on puisse faire les gros nettoyages et ranger les balais, brosses, etc. On y placera aussi une grande caisse à trois compartiments pour le charbon, le bois et la braise.

Ustensiles de cuisine. — Les ustensiles usités sont en bois, en fer, en tôle émaillée, en cuivre, en nickel, en faïence ou en terre vernissée. Les ustensiles en *bois* sont difficiles à entretenir propres. Les vases en *fer* donnent aux aliments une saveur désagréable. *Emaillés*, ils sont excellents, à la condition que l'émail soit solide, car s'il tombe en petites écailles aux arêtes aiguës, il peut produire des accidents dans le tube digestif. Les vases en *cuivre* ne sont pas dangereux, à la condition d'être bien étamés, c'est-à-dire recouverts d'une couche d'étain ; ils ont l'avantage, étant bons conducteurs de la chaleur, de répartir celle-ci d'une façon uniforme autour de la viande à cuire ; il est prudent de ne pas laisser séjourner les aliments dans ces vases, car les corps gras attaquent lentement le cuivre. Les vases en *nickel* sont aussi bons conducteurs de la chaleur ; ce métal a l'avantage de ne pas donner de sels vénéneux, mais il a l'inconvénient d'être coûteux. Enfin, les vases en *terre vernissée* sont inoffensifs s'il n'entre pas de plomb dans la composition du vernis qui les rend imperméables. Quel que soit l'ustensile, une extrême propreté est nécessaire si l'on veut que la digestion se fasse régulièrement et sans accident d'empoisonnement.

Les ordures et les eaux ménagères. — Les ordures et les eaux ménagères ne pourraient s'accumuler dans la cuisine sans danger pour la salubrité. Les *ordures ménagères* comprennent les détritus culinaires (épluchures, restes) et les déchets de la vie journalière (vieux papiers, produits de balayage, etc.). Ordinairement, dans les villes, des récipients métalliques sont destinés à recueillir ces ordures. Elles ne sont pas dangereuses si elles n'y séjournent pas trop longtemps. Pourtant, étant donné ce que l'on sait aujourd'hui sur le rôle des insectes dans la transmission des maladies, il serait utile que les boîtes à ordures (*fig.* 86) fussent fermées par un couvercle. Les ordures sont déposées le matin devant chaque maison et leur enlèvement se fait au moyen de voitures spéciales qui les transportent en dehors de la ville. Ces déchets sont ensuite incinérés ou utilisés, comme engrais, par l'agriculture. A Paris, la quantité journalière de ces ordures s'élève à 1 750 tonnes.

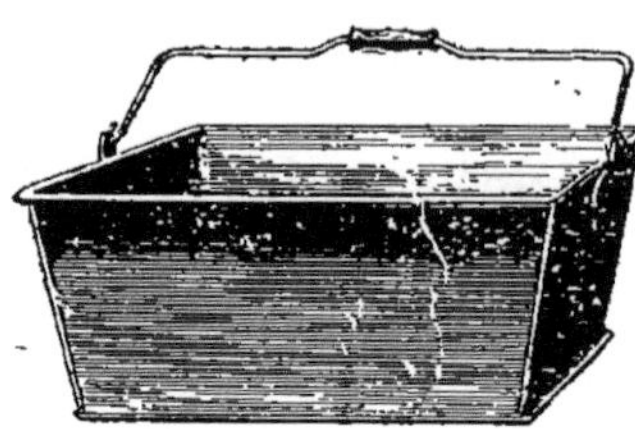

Fig. 86. — Boîte à ordures.

Les *eaux ménagères* comprennent les eaux de vaisselle, les eaux de toilette et de lavages domestiques. Elles sont suspectes. Aussi doit-on les éloigner le plus rapidement possible. Dans les villes, une canalisation les conduit de l'évier à l'égout. Mais il est nécessaire d'intercepter toute communication entre l'appartement et la canalisation, dans laquelle peuvent se produire des fermentations putrides dangereuses pour la salubrité. A cet effet, on place au-dessous de l'évier un *siphon* (*fig.* 87, A), c'est-à-dire un tube recourbé en S, dans lequel on fait passer de l'eau propre qui y séjourne et qui produit une occlusion

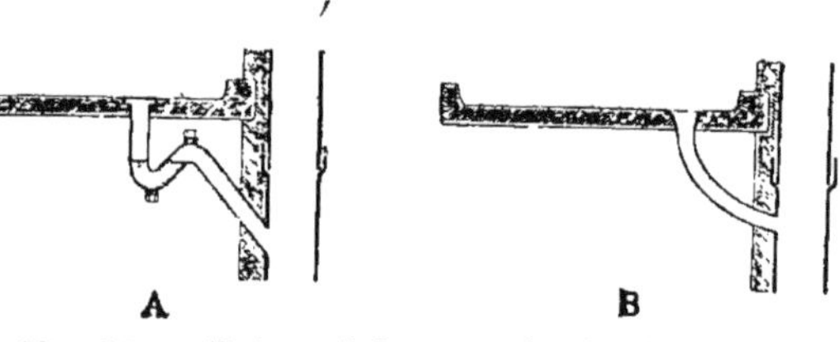

Fig. 87. — Evier salubre et évier insalubre.

parfaite des conduits. Le siphon peut aussi communiquer avec l'extérieur, de sorte que le tuyau de vidange se trouve siphoné et ventilé.

Le conduit du siphon est généralement fermé par une lame criblée. On ne saurait trop recommander de la tenir baissée ; autrement des matières solides peuvent s'engager dans le conduit, l'obstruer et gêner son fonctionnement.

Cabinet d'aisance. — Cette partie de l'appartement doit être entretenue dans un état de propreté irréprochable. Les matières excrémentitielles, en effet, sont dangereuses non seulement par les germes des maladies contagieuses qu'elles peuvent contenir, mais aussi par les fermentations qu'elles subissent et les gaz qu'elles dégagent.

On peut ranger les divers procédés employés pour l'éloignement de ces matières en quatre catégories :

1° **Les fosses fixes.** — C'est le système le plus primitif ; mais il est encore le plus répandu, car il est le seul qui puissse être utilisé dans les maisons isolées et dans les campagnes. Ces fosses, pour ne pas infecter le sol, doivent avoir leurs parois absolument étanches, ce que l'on obtient en les cimentant solidement.

Pour éviter que l'air de la maison soit infecté par le dégagement des gaz (gaz carbonique, ammoniaque, hydrogène sulfuré, sulfhydrate d'ammoniaque, etc.) provenant de la fermentation des matières fécales, on établit un tuyau d'évent qui part de la voûte de la fosse ou du tuyau de chute et monte jusqu'au-dessus du toit. Ce tuyau d'évent est nécessaire, car les soupapes ordinaires sont insuffisantes.

Enfin un inconvénient de la fosse fixe est l'opération de la vidange, qui est nécessaire quand la fosse est pleine. Les ouvriers vidangeurs étaieut autrefois exposés à une intoxication mortelle connue sous le nom de *plomb* et attribuable aux gaz qui s'échappaient de la fosse. On évite cet accident par l'aération de la fosse et par l'emploi, 48 heures avant l'opération, du sulfate de fer (en solution à 5 %), qui ralentit le dégagement des gaz délétères. De plus l'emploi de systèmes aspirateurs mécaniques a fait disparaître ce danger.

2° **Les fosses mobiles.** — Dans ce système, un tonneau est placé sous le tuyau de chute des cabinets. Si ce tonneau est enlevé régulièrement et souvent, chaque jour par exemple, on évite la stagnation des matières dans les habitations et surtout l'infection du sous-sol. Mais si les tonneaux ne sont pas vidés à temps, les matières se répandent sur le sol et infectent la maison. De plus, ce système a l'inconvénient d'exiger un grand nombre de voitures qui recueillent les

tonneaux à domicile et les transportent en dehors de la ville
en disséminant dans les rues les mauvaises odeurs et les
germes.

3º **Le tout-à-l'égout.** — Dans ce système, le tuyau de chute
de chaque cabinet communique directement avec l'égout de
la ville, de sorte que les matières sont évacuées immédiatement en dehors de la maison. Toute communication
d'odeur entre l'égout et la maison est interceptée par un
siphon hydraulique semblable à celui que nous avons décrit
à propos de l'évier salubre; de même, chaque cabinet d'aisance est protégé contre les mauvaises odeurs par un siphon
placé au-dessus de la cuvette (*fig.* 88). Ce système ne peut
fonctionner qu'à l'aide d'une
puissante chasse d'eau, entraînant chaque garde-robe
et faisant occlusion dans les
siphons. A cet effet un réservoir (*fig.* 89) est placé à deux
mètres au-dessus de la cuvette ; à l'aide d'un système à
tirage on ouvre le réservoir
et 8 à 10 litres d'eau sont
lancés dans la cuvette et le

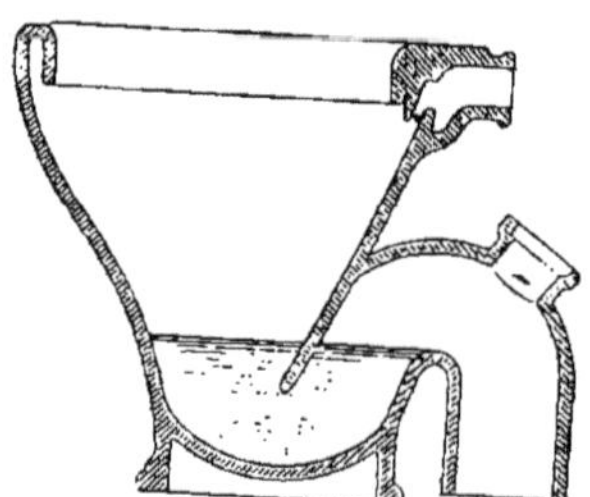

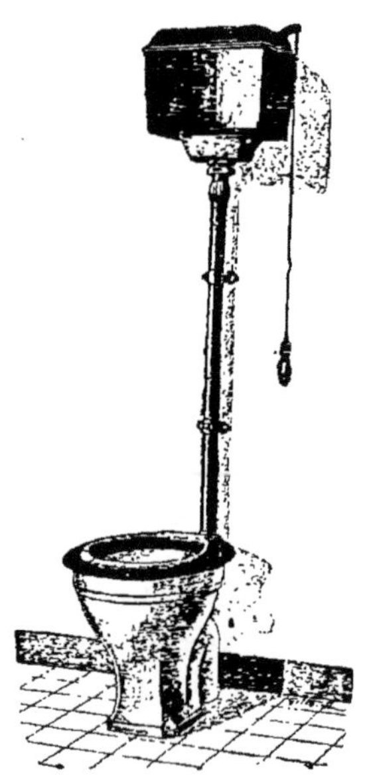

Fig. 88. — Coupe de la cuvette
et du siphon.

Fig. 89. — Cabinet d'aisance
avec le tout-à-l'égout.

tuyau de chute. Ce système n'est applicable que dans les
villes qui possèdent beaucoup d'eau.

les inconvénients de ce procédé se manifestent hors de la maison : pour que les matières solides ne se déposent pas sur les parois de l'égout, il faut qu'elles soient entraînées vigoureusement par la pente de l'égout et de puissantes chasses d'eau ; de plus, si l'eau baisse de niveau dans l'égout, les matières se dessèchent et se transforment en poussières qui peuvent être entraînées dans la rue par les regards des égouts.

4° **Les fosses septiques.** — Ce système (*fig.* 90), employé depuis quelques années seulement, donne d'excellents résultats et tend à se généraliser partout où le tout-à-l'égout ne peut être installé. Il se compose d'une fosse en ciment armé rigoureusement étanche et divisée en deux compartiments inégaux par une cloison verticale ; dans le plus grand arrive le tuyau de chute venant des cabinets, des éviers et des lavabos et même celui des eaux de pluie ; dans le plus petit est placé le tuyau d'évacuation.

Dans le grand compartiment, les matières subissent l'action des microbes anaérobics, c'est-à-dire qui peuvent vivre à l'abri de l'air ; sous l'influence de ces Bactéries, les matières organiques solides sont désagrégées et rendues

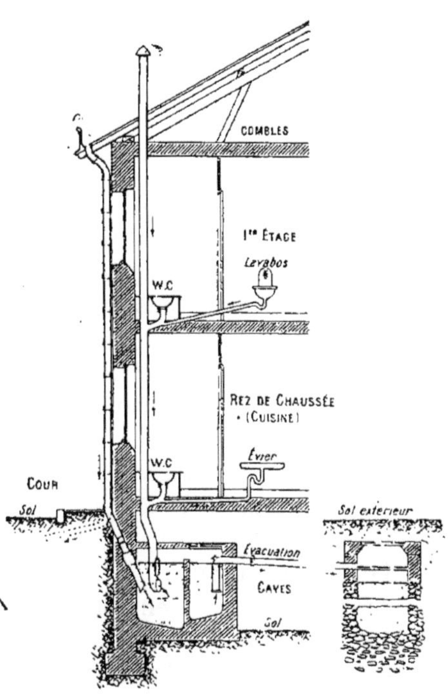

Fig. 90 — Installation d'une fosse septique dans une habitation.

liquides. **Par** de petits trous ménagés vers le tiers supérieur de la cloison, les matières ainsi solubilisées passent dans l'autre compartiment où la fermentation s'achève. Les produits de cette fermentation (gaz ammoniacaux et carbonique) ont l'avantage de détruire une grande partie des microbes infectieux, s'il y en a.

Le tuyau de sortie peut conduire les eaux dans un puits filtrant garni de mâchefer ou de gravier, ou bien encore ces eaux peuvent être répandues sur des terrains pour les fertiliser, et cela sans danger puisqu'elles ne renferment plus de germes pathogènes.

§ 3. — Entretien du mobilier.

Ménage d'une pièce. — Pour « faire » une pièce convenablement, comme on dit en style de ménagère, il faut commencer par sortir le plus de bibelots possible. Après avoir protégé le lit et les meubles délicats avec des toiles par exemple, on commence par nettoyer le plafond à l'aide d'une tête de loup. Ensuite on fait le lit s'il s'agit d'une chambre à coucher ; pour cela on commence par retirer draps et couvertures, que l'on place soigneusement sur deux chaises, et l'on retourne le matelas. Il est bon de laisser la literie exposée à l'air pendant quelques heures, les fenêtres ouvertes si l'on est en été. On refait alors le lit en ayant soin de placer toujours les draps de la même manière.

Ensuite on balaye soigneusement et doucement sans soulever la poussière, en enroulant autour du balai un chiffon de laine. On essuie ensuite les meubles, les lambris et les bibelots avec un chiffon de laine douce.

Un jeune fille doit faire elle-même sa chambre tous les matins ; cela l'habitue au ménage et c'est en même temps un exercice physique salutaire.

Ménage à fond. — Pour faire un ménage à fond, on commence par enlever tous les meubles transportables. On nettoie le plafond comme il a été dit, puis le plancher. Pour cela on le lave s'il n'est pas ciré ; nous y reviendrons à propos de la cuisine. Si le plancher est ciré, on enlève les taches en frottant avec de la paille de fer, puis s'il y a lieu on l'encaustique. S'il est encaustiqué, on y passe simplement de la cire et on frotte avec une brosse, soit avec le pied, soit à la main.

Nettoyage de la cuisine. — La cuisine doit être fréquemment lavée, ce qui ne se fait pas en l'inondant d'eau. On commence par le fond de la pièce et l'on y verse un peu d'eau ; on frotte avec une brosse dure et l'on éponge bien la partie lavée ; l'eau recueillie est versée dans une bassine spéciale. On passe à la partie voisine et ainsi de suite. Avec de l'eau tiède renfermant un peu de cristaux de soude, le lavage est meilleur.

L'évier doit être lavé fréquemment aussi ; on le nettoie avec du sable et du savon noir ; il doit toujours être très blanc.

La cuisinière s'entretient propre et brillante avec de la mine de plomb delayée dans du lait ou avec des préparations commerciales (pâte gauloise, flamande, etc.) ; on étend avec un chiffon ou une brosse douce et l'on frotte avec une autre brosse.

Vaisselle. — Le nettoyage de la vaisselle s'opère dans une grande bassine de fer-blanc galvanisé ou étamé (*fig.* 91). Il faut prendre de l'eau bien chaude, dans laquelle on peut mettre un peu de cristaux de soude, et on lave les objets avec une lavette à manche.

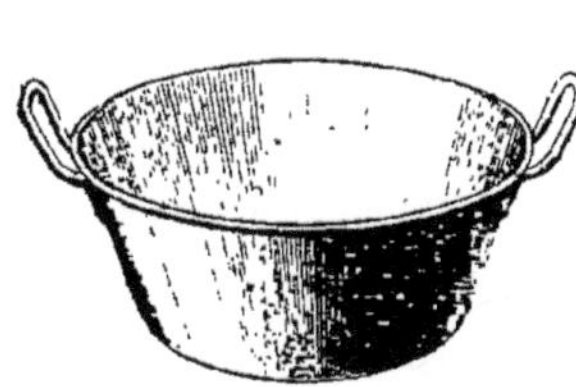

Fig. 91. — Bassine à vaisselle.

On les trempe ensuite dans une seconde bassine remplie d'eau tiède et on laisse égoutter. On commence le lavage par les pièces les moins sales. Il faut essuyer avec un linge bien propre.

Les objets d'étain ou d'émail, quand ils sont encrassés, se lavent dans une lessive. On les frotte avec de la cendre de bois passée ou de la terre pourrie et il faut bien se garder de les gratter avec un objet pointu, ce qui les abîmerait.

Les *verres* se lavent dans une bassine d'eau tiède et doivent être essuyés avant d'être refroidis.

Pour rincer les *carafes*, on y verse un peu d'eau et l'on ajoute des coquilles d'œufs, du sable très fin, ou du papier de verre et l'on agite fortement. Le plus simple est encore de se servir d'un peu de gros sel, de vinaigre et d'eau.

On ne doit jamais tremper dans l'eau chaude les manches des *couteaux*, qui pourraient se décoller ; on frotte les lames contre un cuir sur lequel on a placé de la brique anglaise pilée. Quand on a beaucoup de couteaux à nettoyer, il y a avantage à employer des repasse-couteaux que l'on trouve dans le commerce.

L'*argenterie* se nettoie avec du blanc de Meudon délayé dans un peu d'eau ; on frotte avec un morceau de peau douce ou avec une brosse fine. On peut encore la nettoyer avec de l'eau chaude savonneuse.

Pour laver les *vitres* et les *glaces*, on les frotte d'abord avec du blanc d'Espagne délayé dans un peu d'eau, puis on essuie à plusieurs reprises avec un linge. Il ne faut nettoyer qu'une vitre à la fois, car le blanc sèche vite. On peut aussi employer l'alcool.

On lave les *marbres* à l'eau pure ou savonneuse. S'ils sont très tachés, on se sert d'une dissolution de chlorure de chaux ; quelques heures après, on rince et l'on frotte avec une brosse.

On frotte les *cuivres* avec du tripoli délayé dans l'alcool ; mais on emploie plus souvent des mélanges spéciaux que l'on trouve dans le commerce, par exemple du « brillant belge ». Pour les objets de grandes dimensions, on les frotte avec du sable délayé dans le vinaigre ou de la terre pourrie, on rince et l'on fait sécher rapidement au soleil.

Meubles. — Les meubles peuvent être *cirés* ou *vernis*.

Quand ils sont *cirés*, l'entretien en est très facile; s'ils ont été tachés, on les frotte avec un chiffon imprégné d'huile siccative ou d'un peu d'encaustique.

Les meubles *vernis* sont plus délicats; on peut les entretenir en frottant les endroits ternis avec un morceau de flanelle trempé dans un mélange d'huile et d'alcool.

On prépare l'*encaustique* dont on se sert pour l'entretien des meubles et des parquets, en délayant de la cire dans de l'essence de térébenthine (250 grammes de cire pour 500 grammes d'essence). Il faut faire cette opération à froid car, à chaud, l'essence, qui est très inflammable, prendrait feu. Des accidents nombreux et souvent mortels sont survenus chez des personnes qui négligeaient de prendre cette précaution.

RÉSUMÉ

Choix et disposition de l'habitation. — La maison doit être construite sur un terrain sec, et orientée de façon à recevoir la lumière solaire au moins quelques heures par jour.

Les *matériaux de construction* devront être : 1° réfractaires à l'humidité ; 2° mauvais conducteurs de la chaleur.

Le badigeonnage à la chaux est hygiénique ; le plafond et les murs doivent présenter le moins d'anfractuosités possible ; les planchers doivent être imperméables.

Il est bon que la maison soit construite sur une cave bien maçonnée, afin d'éviter l'humidité du sol.

L'air étant indispensable à la vie, il est nécessaire de veiller à ce que les habitations contiennent de l'*air pur*.

Vivre le plus possible à l'air libre est une des meilleures conditions de santé.

L'air d'une chambre close est vicié non seulement par la diminution de l'oxygène et l'augmentation du gaz carbonique, mais encore par la présence d'un poison spécial.

La quantité d'air nécessaire à une personne placée dans une chambre close est d'environ 30 mètres cubes pour une nuit de huit heures.

Pour aérer une salle, on a recours à la *ventilation*, qui peut être *naturelle* ou *artificielle*.

Pour lutter contre la poussière et les microbes, il faut *ne jamais balayer à sec, essuyer* et *ne pas épousseter*.

Le *chauffage* a pour but de maintenir dans nos habitations une température moyenne : dans une salle où l'on reste immobile la température de 16° est suffisante ; la chambre d'un malade ne doit pas être chauffée au-dessus de 18°.

Les *appareils de chauffage* sont rangés en **deux** catégories :

1° *Chauffage local.* — Le foyer est placé dans la pièce à chauffer. Le chauffage se fait à l'aide de *cheminées* et de *poêles.*

La *cheminée* a l'avantage d'assurer une bonne ventilation, mais elle laisse perdre une quantité considérable de chaleur.

Les *poêles* chauffent davantage, mais la ventilation est moins bonne, et ils laissent souvent dégager de l'oxyde de carbone, surtout les *poêles à combustion lente,* qui, pour cette raison, ne devraient pas être employés.

2° *Chauffage central.* — La source de chaleur est en dehors du local à chauffer. Les *calorifères* employés sont à *air chaud,* à *eau chaude* ou à *vapeur.* Le chauffage à vapeur est celui qui répond le mieux aux exigences de l'hygiène.

L'*éclairage* a aussi son importance, car la lumière est utile à l'organisme et nécessaire pour combattre les germes des maladies.

La *lumière naturelle* assainit les appartements. La *lumière artificielle* la meilleure au point de vue de la faible quantité de chaleur dégagée est la lumière électrique, mais elle est riche en rayons chimiques qui sont mauvais pour l'œil ; la lampe à huile donne une lumière douce, mais coûteuse.

Il importe de lutter contre les *parasites* qui tendent à envahir la maison, car ils peuvent y faire des dégâts ou transmettre des maladies.

Le séjour des animaux domestiques (Chiens, Chats) dans les habitations est dangereux, surtout quand il s'y trouve un malade.

Les *logements insalubres* sont des foyers d'infection d'où sortent toutes les contagions. Ils devraient donc disparaître.

Les diverses parties de l'habitation et l'ameublement. — Les principales pièces de l'habitation sont :

1° La *salle à manger,* dont le mobilier doit être solide et d'un entretien simple ;

2° Le *salon,* meublé selon le goût de chacun, mais qui doit être accueillant et gai autant que possible ;

3° La *chambre à coucher,* pour l'ameublement de laquelle les considérations hygiéniques doivent primer toutes les autres. Pas de tentures, ni de rideaux ; pas de tapis ; un lit en fer avec sommier métallique ; meubles simples sans ornements et d'un entretien facile ;

4° Le *cabinet de toilette,* dont la propreté doit être irréprochable et qui doit contenir, à côté de la cuvette et du pot à eau, un *tub* et si possible une baignoire ;

5° La *cuisine*, qui doit être carrelée et qui doit contenir un fourneau, une table de bois facile à nettoyer, une armoire aux provisions. Il est nécessaire de veiller à la propreté des ustensiles et surtout de l'évier, par lequel sont évacuées les eaux ménagères ;

6° Le *cabinet d'aisance*, qui doit être bien aéré et entretenu avec soin ; avec le système du tout-à-l'égout, une grande propreté est facile à obtenir.

Entretien du mobilier. — Le ménage des pièces doit être fait avec soin. On essuie les meubles avec un linge doux sans les épousseter.

La cuisine doit être fréquemment lavée et lessivée, et tout doit y être d'une propreté scrupuleuse.

La vaisselle se nettoie à l'eau bien chaude ; les carreaux et les glaces, au blanc d'Espagne ou à l'alcool ; les cuivres, avec des produits vendus dans le commerce ; l'argenterie, avec du blanc de Meudon ; les manches des couteaux ne seront pas trempés dans l'eau chaude.

CHAPITRE VII

LA LUMIÈRE

« De toutes les fleurs, la fleur humaine
est celle qui a le plus besoin de soleil. »
(MICHELET.)

La lumière est nécessaire à la santé. — La lumière est aussi utile que l'air au développement normal des êtres vivants. On sait qu'une plante verte placée dans l'obscurité s'étiole et meurt; de même, les personnes qui séjournent dans des pièces où le soleil ne pénètre pas ont le sang anémié et sont dans un certain état de faiblesse; leur organisme présente moins de résistance aux maladies. Au contraire, les personnes qui vivent au grand air et au soleil présentent un aspect général de vigueur, leur teint plus coloré correspond à une richesse plus grande du sang et à un meilleur fonctionnement des organes.

Si le séjour dans les montagnes ou sur le bord de la mer nous rend de la vigueur, c'est beaucoup parce que les radiations solaires y sont plus intenses. C'est aussi quand ils sont exposés au soleil que le convalescent et le vieillard reprennent goût à la vie, en sentant pénétrer en eux une douce et réconfortante chaleur.

Cette affinité des êtres vivants et de la lumière est proclamée partout, aussi bien par les poètes que par les savants. « Sans la lumière, dit Lavoisier, la nature était sans vie ; elle était morte et inanimée. » Avec elle, au contraire, il s'est répandu sur la terre l'organisation et la pensée.

L'action de la lumière se fait surtout sentir sur la peau, qui devient plus rose et plus pigmentée; il suffit pour s'en convaincre de regarder les visages des jeunes élèves avant et après les vacances. Les muscles sont aussi plus fermes et plus vigoureux; l'appétit est meilleur et les digestions plus faciles; la lumière semble avoir réveillé l'activité des organes. On comprend que les enfants anémiques des grandes villes reviennent à la santé lorsqu'on les soumet à une cure de lumière doublée d'une cure de grand air.

L'influence bienfaisante de la lumière a été utilisée d'une façon originale à l'hôpital de Greenwich, où l'on a établi sur le toit des abris qui permettent aux malades de faire une cure d'air et de soleil. Une installation semblable a été faite à l'hôpital de Rouen. D'autre part, depuis plusieurs années, les hygiénistes américains demandent que le dernier étage des maisons soit composé de pièces à mur et à toit en verre, de façon que chaque locataire puisse faire une cure de soleil à domicile.

Le médecin du vaisseau *La Belgica*, qui explora récemment les régions du pôle sud, cite des faits qui montrent bien l'importance du rôle de la lumière dans la vie. « L'obscurité prolongée, dit-il (il s'agit de la nuit polaire), l'isolement, l'emploi des aliments de conserve, le froid continu avec tempêtes fréquentes, et l'humidité pénétrante — on voit que les facteurs sont nombreux, trop nombreux même pour que l'on puisse tout mettre au compte de l'obscurité — finirent par nous réduire à ce que nous avons appelé l'*anémie polaire*. Nous étions devenus pâles, avec une sorte de teinte verdâtre. L'estomac et tous les organes étaient devenus paresseux et refusaient le travail. Les plus dangereux étaient les troubles cérébraux et cardiaques. Le cœur semblait avoir perdu son régulateur. Il battait faiblement, mais ses battements ne devinrent plus fréquents que lorsque d'autres symptômes dangereux eurent fait leur apparition. Durant toute la nuit polaire, il fonctionnait de manière irrégulière, et faiblement; on ne pouvait absolument pas compter sur lui. Les symptômes psychiques étaient moins marqués. De façon générale, les hommes ne pouvaient concentrer leur pensée, et celle-ci était incapable d'un effort prolongé. L'un des matelots arriva jusqu'aux confins de la folie, mais avec le retour du soleil il guérit. »

La lumière détruit les microbes. — La lumière a aussi une autre influence bienfaisante : elle détruit les microbes, ce qui justifie l'habitude populaire d'exposer au soleil les objets à désinfecter. Des expériences précises ont montré que la lumière pouvait stériliser une eau contenant cent mille bacilles par centimètre cube. On s'explique alors pourquoi des eaux stagnantes et infectes peuvent devenir inoffensives après quelques heures d'exposition au soleil.

L'action du soleil est encore plus rapide si les microbes, au lieu d'être dans un liquide, sont à sec. Ceci atténue heureusement le grand danger des poussières. On a montré que des microbes qui pouvaient vivre trois ans abandonnés à la lumière diffuse mouraient en quelques heures si on les exposait au soleil. Ces faits expliquent ce que nous avons dit plus haut à propos de l'hygiène des habitations, lorsque nous avons montré que les appartements obscurs permettaient le développement des maladies contagieuses. C'est surtout vrai pour la tuberculose.

RÉSUMÉ

La lumière est nécessaire à la santé. Elle favorise le développement des êtres vivants, tandis qu'un séjour dans l'obscurité cause de l'anémie et de la faiblesse organique.

La lumière a aussi la propriété de détruire les microbes, qu'ils soient dans un liquide ou à sec. Dans ce dernier cas ils sont tués plus rapidement. Le soleil est donc un excellent désinfectant.

ÉCONOMIE DOMESTIQUE

CHAPITRE PREMIER

ROLE DE LA FEMME DANS LA MAISON

> *« Les femmes font et défont
> les maisons .»* (Mme DE MAINTENON.)

Ordre. Prévoyance. Économie. — La famille est une association morale et matérielle où chacun doit remplir de son mieux le rôle que ses aptitudes lui assignent. L'homme travaille au dehors pour assurer les ressources nécessaires à l'entretien du ménage et à l'éducation des enfants ; c'est à la femme qu'incombe le soin d'utiliser ces ressources le mieux possible. L'homme gagne, elle dépense. Chacun a son rôle. « A lui de gagner ce qu'il peut ; à la femme de régler l'existence pour ne dépenser que ce qu'il gagne. » (P. DOUMER.) A elle appartient, peut-on dire, le Ministère de l'intérieur, et ce rôle est si important que Mme de Maintenon a pu dire : « Les femmes font et défont les maisons. » Rien n'est plus juste.

Quels que soient les gains que l'homme apporte à la maison par son intelligence et son activité, s'il n'a pas à son foyer une ménagère entendue pour les administrer, ils disparaissent en dépenses inutiles et mal calculées, sans profit. A la fin de l'année, sans que la famille ait joui d'un réel confort, ni d'un véritable plaisir, tout se trouve gaspillé ; l'avenir lui-même est quelquefois engagé.

Au contraire, on reste parfois émerveillé de l'aspect de bien-être et d'heureuse aisance que présentent certaines maisons où les revenus sont fort modestes. Ce sont là de véritables miracles dus à l'activité et à l'intelligence de la maîtresse de maison, qui sait tirer parti des moindres choses et suppléer à beaucoup d'achats coûteux par un travail ingénieux et incessant.

C'est la femme qui fait la prospérité ou la ruine du ménage ; c'est elle qui en est le bon ange ou le mauvais génie. Et l'on peut dire : tant vaut la femme, tant vaut la famille.

Contrairement à une opinion fort répandue, nous ne craignons pas d'affirmer que la femme française excelle dans cet art de tirer de tout le meilleur parti possible, de faire bonne chère avec relativement peu d'argent, d'avoir à peu de frais un intérieur agréable et coquet. Beaucoup de femmes dont la toilette élégante est peu coûteuse, mais de bon goût, ne craignent pas chez elles de mettre, comme on dit, « la main à la pâte », de surveiller la cuisine quand elles ne la font pas elles-mêmes, de nettoyer la maison, etc., etc. Dans la maîtresse de maison accueillante et aimable qui semble exempte de toutes préoccupations « bien peu devinent la ménagère du matin, la maman de toute la journée ». (Mme DAUDET.)

C'est une lourde tâche que celle de la ménagère, tâche pénible par la multiplicité des détails qu'il faut embrasser à chaque instant : le bon entretien de la maison, le souci du menu journalier, les soins à donner aux enfants et leur éducation, œuvre de toutes les minutes, tout cela sollicite son esprit. Elle ne peut mener à bien ces tâches multiples que par un emploi méthodique de son temps, joint à une prévoyance avisée. Elle serait excusable d'être préoccupée et de le paraître. Si pourtant elle trouve encore le moyen de réconforter ceux qui l'entourent par sa vaillante gaieté, de les aider dans leur propre tâche et d'être en même temps la grâce élégante et la joie du foyer, on peut dire à juste titre que cette femme forte est « plus précieuse que les rubis et les perles ».

Tel est l'idéal : il est difficile à atteindre, et pour y réussir, la bonne volonté et le courage, l'intelligence même ne suffiraient pas, tant la vie moderne présente d'exigences et de complications. Il y faut des connaissances spéciales et de l'expérience. Aussi recommanderons-nous aux jeunes filles de faire de bonne heure leur apprentissage en s'occupant du ménage sous la direction de leur mère. En même temps qu'elles s'initieront aux difficultés de leur existence future et se prépareront à les surmonter, elles auront le plaisir de se rendre utiles en soulageant un peu leur maman dans sa tâche. La joie que celle-ci éprouvera de leur empressement à l'aider les récompensera largement de la peine qu'elles auront prise.

Notre but. — Le but de cet enseignement est de préparer la jeune fille à son rôle de ménagère et d'économe, de la familiariser avec la pratique de son devoir domestique et de lui en donner le goût. Car il n'est pas exact de dire que la femme sait naturellement s'acquitter des soins du ménage ; elle a besoin d'apprendre à devenir une bonne ménagère.

Nous ne sommes plus au temps où la science du ménage consistait en quelques recettes empiriques que les vieilles femmes apprenaient aux jeunes, et qui se transmettaient de génération en génération. Aujourd'hui les connaissances d'une maîtresse de maison doivent reposer sur des données précises de physiologie, d'hygiène et d'économie. C'est à l'exposé de ces données que nous consacrerons ces quelques pages, et nous aurons atteint notre but si nous réussissons à faire de nos jeunes lectrices des mères éclairées et d'habiles ménagères.

CHAPITRE II

LE LINGE. — SON ENTRETIEN : LESSIVAGE ET REPASSAGE

La question de l'entretien des vêtements et du mobilier ayant été traitée dans les chapitres d'Hygiène correspondants, nous n'envisagerons dans ce chapitre que l'entretien du linge.

La provision de linge. — La provision de linge doit être abondante, de manière à pouvoir suffire largement à tous les besoins de la maison, mais sans excès. Il n'y a aucune utilité à accumuler dans les armoires des piles de linge qui ne servent jamais, surtout en ville où la place est si restreinte. Il ne faut pas laisser la provision de linge s'épuiser, mais au contraire renouveler chaque année ce qui commence à être hors de service. Tout le linge doit être marqué et même numéroté, de manière que toutes les pièces soient employées à tour de rôle.

On place le linge dans une armoire spéciale où il doit être passé en revue une fois par mois ; dans les familles nombreuses, où l'on a une grande provision de linge, il est bon d'en tenir un inventaire.

Lessivage. — Le linge sale est généralement extrait d'un panier spécial (*fig.* 92). S'il devait aller chez la blanchisseuse, on le mettrait dans une enveloppe close, un sac par exemple, afin de le transporter sans danger. Une décision du Conseil d'État veut même que le linge sale soit désinfecté avant le triage à l'atelier. Cette mesure est obligatoire pour les établissements hospitaliers qui reçoivent des malades. Enfin la manipulation du linge sale devra être interdite dans les salles où se trouve le linge blanchi ; de même aucun aliment ni aucune boisson ne devront être consommés dans les ateliers de blanchissage où se trouve le linge sale.

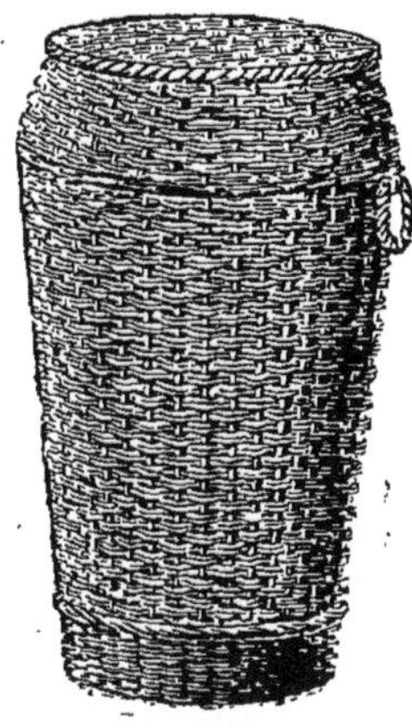

Fig. 92. — Panier à linge.

Le lessivage ménager doit se faire à des jours réguliers. Sans cela, cette occupation très absorbante apporterait beaucoup de désordre dans les travaux journaliers. Il doit être surveillé avec grand soin, car les substances dont on se sert pour nettoyer le linge le détériorent rapidement si elles ne sont pas employées avec modération. Si l'on confie le linge à une lessiveuse du dehors, il est bon d'en garder la note ; cela l'engage à en prendre soin.

Il existe deux systèmes de lessivage : 1° le lessivage à la *cendre* ; 2° le lessivage à la *vapeur*. Nous ne parlerons que du lessivage à la vapeur, qui tend à se généraliser partout et présente de nombreux avantages au point de vue de la rapidité et de la simplicité des opérations.

Son principe est le suivant : on place le linge, imprégné d'une dissolution de lessive, au-dessus d'une chaudière dans laquelle on fait bouillir de l'eau ; la vapeur monte à travers le linge, qu'elle échauffe peu à peu, se condense et retombe pour remonter encore. Au bout de quelques heures, toutes les substances grasses qui imprégnaient le linge sont dissoutes.

Dans les ménages on emploie des appareils variés, qui ont ordinairement la forme d'un tronc de cône en tôle galvanisée (*fig.* 93). On met de l'eau à la partie inférieure ; le linge est supporté par un double fond muni de trous, souvent surmonté d'un tube vertical par lequel passe la vapeur. Les lessiveuses se placent soit sur un fourneau spécial, soit simplement sur le fourneau économique de la cuisine.

Pour faire la lessive, on commence par préparer une dissolution alcaline. Pour cela, on fait dissoudre 40 grammes de soude dans un litre et demi d'eau pour chaque kilogramme de linge pesé sec. La lessive ainsi préparée doit marquer 2° au pèse-lessive. S'il s'agit de linge fin, il vaut mieux mettre un peu moins de cristaux de soude, de manière que la lessive ne pèse que 1° ou 1°,5.

On plonge dans la dissolution ainsi préparée toutes les pièces de linge, en veillant à ce qu'elles trempent complètement. On les y laisse quelques heures, puis on les dispose dans le cuvier en ayant soin de placer le linge le plus grossier et le plus sale à la partie inférieure, le linge moyen au milieu, le linge fin en dernier lieu. On verse la lessive du baquet dessus,

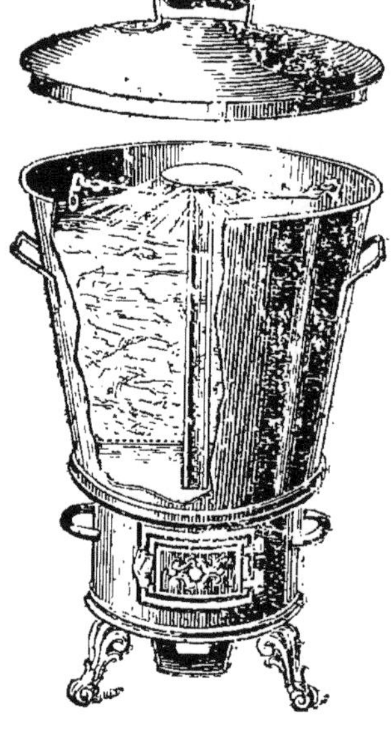

Fig. 93. — Lessiveuse en tôle galvanisée.

et l'on chauffe quelques heures, plus ou moins selon la quantité.

Le lessivage à la vapeur est un procédé très peu coûteux et très commode, permettant de faire la lessive souvent, ce qui évite les accumulations de linge sale, aussi malsaines que nuisibles à la conservation du linge. Son seul inconvénient est que les lessiveuses prennent rarement la précaution de peser la soude et ont généralement la main lourde. De plus, pour obtenir une teinte plus blanche, elles ont le tort de tremper souvent le linge dans l'eau de Javel. Ce produit, qui brûle énormément le linge, ne devrait être employé que très étendu et pour certaines taches spéciales.

Savonnage. — Quand on ne veut pas exposer son linge fin au risque d'une lessive qui n'est pas toujours très bien réglée, on peut employer le *savonnage.* De même pour les cotonnades de couleur et les étoffes de laine, qui seraient détériorées par la lessive.

Pour faire un savonnage, on prend de l'eau tiède dans laquelle on met tremper le linge pendant plusieurs heures après avoir ajouté à cette eau un peu de cristaux de soude. Ensuite on frotte le linge avec du savon dans tous les sens et principalement aux endroits les plus salis. Au fur et à mesure que l'on a savonné une pièce, on en exprime l'eau en la tordant, puis on la secoue et on l'étend dans un baquet ; dès qu'une couche de linge est formée, on coupe dessus des petits morceaux de savon de Marseille très émincés, puis on remet une couche de linge, et ainsi de suite jusqu'à ce que l'on ait terminé ; on verse de l'eau bouillante pour recouvrir le linge et on met ensuite sur le baquet une toile quelconque pour que le refroidissement de l'eau se fasse le plus lentement possible. Lorsque l'eau est devenue tiède, on frotte chaque pièce de linge avec soin et on la jette au fur et à mesure dans un baquet d'eau tiède où elle se débarrasse du savon, puis on rince ensuite soigneusement à l'eau froide et l'on met au bleu.

Une jeune fille peut savonner elle-même son linge fin : mouchoirs, bas, cols, manchettes. C'est une occupation qui n'est pas très fatigante et lui permet de se rendre compte des opérations du nettoyage.

Si la quantité de linge est faible, on peut opérer dans un baquet ; s'il y en a beaucoup, il vaut mieux le porter à un lavoir ou à la rivière. On le frotte à la main ou avec une brosse, mais dans ce cas il faut que la brosse ne soit pas trop dure.

Mise au bleu. — Pour mettre le linge au bleu, on se sert d'indigo, que l'on doit choisir de bonne qualité. On le trouve ordinairement en boules. On place ces boules dans un petit nouet de toile solide, que l'on met tremper dans l'eau en le pressant entre les doigts jusqu'à ce qu'on ait obtenu la teinte désirée. On passe le liquide à travers un linge clair et on verse dedans la quantité d'eau nécessaire. Le linge étant bien tordu et séché, on l'y trempe le plus rapidement possible pour éviter les taches de bleu.

Pliage et repassage. — Tout le linge ne se repasse pas. Voici comment on procède pour les draps, les serviettes, etc. Avant que le linge soit tout à fait sec, on l'étire vigoureusement, puis on le plie. On empile les objets de même nature et on les soumet à l'action d'une presse, ou on les couvre simplement d'une planche sur laquelle on pose des corps lourds.

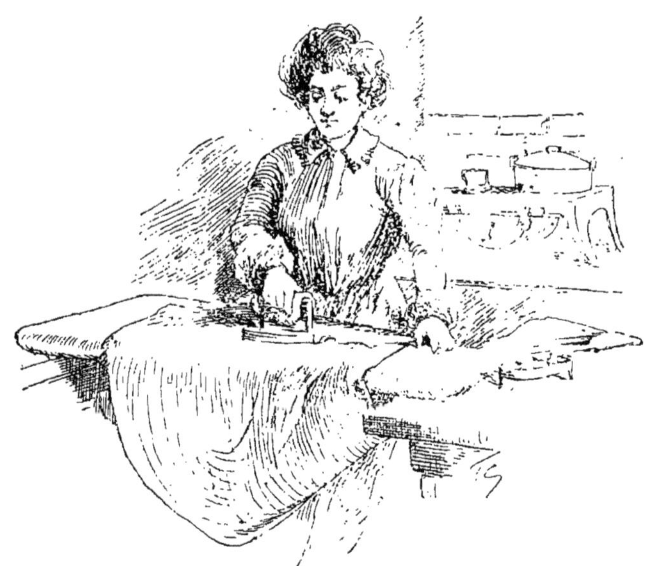

Fig. 94. — Planche à repasser.

Le lendemain on déplie le linge à moitié pour le faire sécher complètement et quand il est sec on le replie définitivement.

Avant de repasser le linge, on l'examine pièce à pièce et l'on met de côté ce qui a besoin d'être raccommodé. Si la réparation ne peut se faire tout de suite, on le range dans une armoire spéciale.

Pour le repassage, on groupe ensemble les objets de même nature afin de faciliter le travail, et, s'ils sont tout à fait secs, on les humecte un peu. Il faut disposer d'une table à repasser, d'une planche, de fers. La table peut être formée de planches bien unies que l'on dispose sur des tréteaux de manière à n'en pas être embarrassée quand elle ne sert pas. On la recouvre d'une couverture de laine sur laquelle on tend une nappe fine ; le tout doit être assujetti avec des cordons ou des épingles, de manière à ne faire aucun pli. La *planche à repasser* (*fig.* 94) se garnit de la même manière ; elle est commode par exemple pour repasser des jupons, que l'on fait tourner autour.

Les *fers* peuvent être en fonte ou en fer ; ceux de fer sont plus solides, mais ceux de fonte glissent mieux. Quand un fer ne coule pas bien, on le frotte avec un peu de cire enveloppée dans un linge, puis on l'essuie soigneusement. Le plus commode est de faire chauffer les fers sur un fourneau économique, où ils ne se salissent pas. Avant de les employer, on les essaie sur un chiffon sacrifié, et il est commode d'avoir sur la table une grille à fer où l'on dépose le fer dans les moments où l'on ne s'en sert pas.

Le fer doit être tenu bien d'aplomb et il ne faut pas le pousser très rapidement, mais appuyer posément de manière à ne pas être obligée de repasser deux fois à la même place. Il faut des fers bien chauds pour le linge uni, et un peu moins chauds pour le linge à façon.

Les étoffes de laine se repassent à l'envers, car le coup de fer peut rendre l'étoffe luisante.

Empesage. — L'empesage a pour but de donner au linge plus de fermeté. Il se fait avec de l'amidon de blé, qui se présente en fragments de forme pyramidale.

Pour préparer l'empois, on délaye soigneusement l'amidon dans l'eau froide (5 grammes pour un litre d'eau), puis on le met sur le feu et l'on chauffe en remuant toujours jusqu'à l'ébullition. On y ajoute un peu de cire ou un bout de bougie pour que le fer glisse mieux, et un peu de borax qui donne du brillant et de la fermeté.

On emploie parfois l'amidon cru ; on a alors un linge plus dur, mais cassant.

Pour repasser, on trempe chaque pièce de linge dans l'empois de manière à l'en bien imprégner, on enveloppe le linge dans une toile et on le repasse avant qu'il soit complètement sec.

Nettoyage des taches qui résistent à la lessive. — Certaines taches ne disparaissent pas à la lessive ; telles sont celles d'*encre*, de *rouille*, de *fruits*.

Les taches d'*encre* et de *rouille* s'enlèvent avec du sel d'oseille (acide oxalique). On mouille l'endroit taché et l'on y met un peu de sel d'oseille ; puis on promène au-dessus une pelle où l'on a placé des charbons ardents, ou bien on tient la partie tachée au-dessus de l'eau bouillante. Il faut rincer ensuite plusieurs fois.

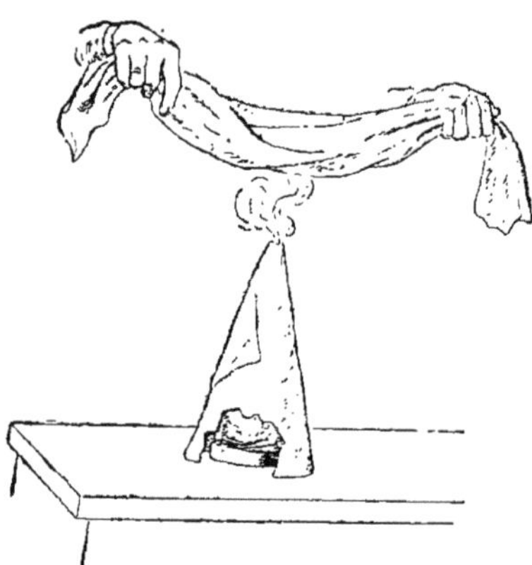

Fig. 95. — Les taches de fruits disparaissent sous l'action de l'anhydride sulfureux.

Les taches de *fruits* s'enlèvent avec de l'anhydride sulfureux (*fig.* 95). On mouille la partie tachée et l'on brûle un peu de soufre au-dessous. Quand la tache a disparu, il faut rincer à grande eau.

Les taches de *cambouis* s'enlèvent avec du beurre frais. On nettoie ensuite avec du savon ou de la benzine.

Raccommodage. — Parmi les soins que nécessite l'entretien des vêtements et du linge, le raccommodage est une des parties les plus importantes. Nous en dirons donc quelques mots, mais sans nous étendre beaucoup, car ce sont là des choses qui s'apprennent par la pratique et non par la lecture.

La règle de « veiller aux commencements» semble avoir été faite pour les raccommodages ; un accroc, quelques points décousus sont peu de chose à réparer sur-le-champ. Si l'on tarde, le mal s'aggrave de plus en plus, et quand il devient trop visible, il faut de longues heures pour remettre le vêtement en état, si même il n'est pas devenu tout à fait hors de service. Une ménagère soigneuse passera donc souvent en revue les habits de toute la famille. Elle fera immédiatement les reprises nécessaires, ou, si cela lui est impossible, elle mettra de côté, dans une armoire spéciale, les vêtements endommagés. Selon l'importance des dégàts ou le genre d'objets, on fera une reprise ou l'on mettra une pièce. Les couturières adroites savent très bien dissimuler ces genres de réparations de telle sorte que les habits conservent l'apparence du neuf.

On réalise encore de sérieuses économies si l'on sait tirer parti des vieux costumes, par exemple arranger pour les petits les effets devenus trop courts pour les grands, tirer d'un vieux paletot un manteau de garçonnet, d'une vieille jupe un costume de fillette.

Les règles que nous venons d'indiquer pour les vêtements s'appliquent au linge ; il faut l'examiner avec soin quand il revient de la lessive et mettre de côté avant le repassage les pièces endommagées. Les draps et les serviettes se raccommodent par des reprises. Pour les draps, quand ils commencent à être usés on peut les retourner, c'est-à-dire défaire le surjet qui joint les deux lisières et le refaire sur les deux autres. Il faut naturellement procéder ainsi avant que les draps soient percés ; de cette façon, ils s'usent également partout et durent plus longtemps.

Machine à coudre. — Dans les familles nombreuses il n'est pas seulement nécessaire de remettre en état les vêtements usés, il peut être très avantageux de savoir en confectionner de nouveaux. Dans ce cas il sera fort utile d'avoir une machine à coudre, qui permet de faire l'ouvrage beaucoup plus rapidement, économisant ainsi le temps si précieux de la maitresse de maison.

Les machines à coudre sont de plusieurs sortes et il faut choisir les plus pratiques. Les unes se meuvent à la main, les autres avec un pédalier ; les dernières sont évidemment plus commodes, car on a les deux mains libres pour guider l'étoffe. Au point de vue de l'ouvrage, on distingue les machines à *point de chaînette*, les machines à *navette*, les machines à *point noué*. Les premières sont les moins coûteuses ; mais comme elles ne piquent que d'un côté de l'étoffe, si le fil vient à se rompre, la couture se défait entièrement avec la plus grande facilité ; l'ouvrage exécuté est donc peu solide.

Les machines à navette exécutent un point de piqûre des deux côtés de l'étoffe ; leur travail est donc très solide et ne se défait pas facilement.

Les machines à point noué sont très bonnes également, mais on ne les emploie guère que pour la confection.

On choisira donc de préférence une machine à navette et à pédalier. Il faut prendre une machine de mécanisme simple, facile à démonter et à remonter. Il faut l'entretenir très proprement, la graisser souvent et la recouvrir, lorsqu'on ne s'en sert pas, pour en assurer le bon fonctionnement.

En résumé, il est très utile pour une jeune fille de connaître la coupe et la couture des vêtements, et on ne saurait trop l'encourager à s'y perfectionner. Si elle a du goût et si elle acquiert de l'habileté, il lui sera facile de s'habiller avec élégance et à peu de frais.

RÉSUMÉ

Le linge. Son entretien. — *Lessivage.* — Le lessivage consiste à enlever les taches du linge par l'action de lessives de soude à haute température. On fait généralement la lessive à la vapeur dans une cuve en tôle munie d'un double fond. Les opérations de lessivage consistent à :

1º Tremper le linge dans la lessive ;

2° Le ranger dans le cuvier en mettant les grosses pièces au fond et chauffer ;

3° Le laver et le rincer à grande eau ;

4° Le mettre au bleu avec un peu d'indigo dans l'eau.

Dans beaucoup de cas on peut se contenter d'un savonnage.

Repassage. — Certaines pièces se plient.

Pour repasser, on opère sur une table spéciale en se servant d'un fer bien chaud. Passer posément le fer en appuyant fortement. On *empèse* en trempant le linge dans de l'empois d'amidon.

Raccommodage. — Le raccommodage doit se faire le plus tôt possible pour le bon entretien des objets.

Machine à coudre. — Comme machine à coudre, on choisira de préférence une machine à pédalier et à navette. Il faut la graisser souvent et la couvrir.

CHAPITRE III

NOTIONS ÉLÉMENTAIRES DE CUISINE

Nous n'étudierons dans ce chapitre que les principes généraux applicables à la préparation des aliments, ceux relatifs à la *conservation* ayant été étudiés à propos de l'hygiène alimentaire.

Préparation des aliments.

La cuisine est un art utile. — Il est démontré d'une manière précise que la vue et la saveur d'aliments agréables suffisent à provoquer la sécrétion des sucs par lesquels s'effectue la digestion ; ces sucs sont d'autant plus riches et plus abondants que l'aliment ingéré est plus appétissant. Or, personne ne contestera la nécessité de bien digérer pour se bien porter. La manière de préparer les aliments et de les présenter n'est donc pas du tout indifférente au point de vue de la santé.

D'autre part, c'est un véritable plaisir pour une ménagère que de voir les enfants se réjouir en contemplant une friandise inaccoutumée préparée par la maman ; c'est aussi une satisfaction qui n'est pas de pure gourmandise, pour le père de famille, de constater en rentrant après sa dure journée

quels soins sa femme ou sa fille ont apportés à la confection
de son mets favori.

Pour toutes ces raisons, la cuisine est une branche de l'é-
conomie domestique qu'il ne faut pas négliger. Aussi les
jeunes filles feront-elles bien d'aider leur mère le plus
possible, si c'est elle qui se charge de ce soin, ou d'aller de
temps en temps voir opérer la cuisinière de la famille. Ce sera
pour elles le meilleur moyen d'apprendre les traditions de
l'art culinaire, qui est essentiellement français. On nous en a
même fait un grief en nous traitant de « peuple de danseurs
et de cuisiniers ». Laissons dire les envieux et constatons
qu'en empruntant nos cuisiniers ils sont aussi gourmands que
nous, tout en étant moins habiles.

Nous ne voulons pas du reste recommander de faire une
cuisine raffinée, qui amènerait vite la satiété et nuirait au
but qu'on se propose : entretenir l'appétit. Les mets les plus
simples sont souvent les meilleurs ; il y a là surtout une
affaire de soins et d'attentions ; nos cuisinières se distinguent,
comme nos ouvriers, parce qu'elles font de l'ouvrage toujours
« soigné », même dans les plus petites choses.

Nous ne pouvons entrer ici dans le détail de toutes les préparations culinaires ; ce détail, on le trouvera dans les
Manuels de Cuisine, qui sont entre les mains de toutes les
ménagères. Nous voulons seulement montrer, par quelques
exemples, qu'avec de la méthode, quelques soins, et l'appli-
cation de ses connaissances scientifiques, une maîtresse de
maison saura faire cuire les mets les plus simples de la façon
la plus saine et la plus agréable.

La cuisson des viandes. — Ordinairement, la viande n'est
pas consommée crue ; pourtant, débarrassée des parties
fibreuses et de la graisse, elle est, dans certaines maladies, un
aliment fort utile.

Les viandes peuvent être cuites de trois façons : *bouillies*,
rôties ou *à l'étuvée*. En étudiant chacun de ces procédés,
nous prendrons un exemple, de préférence un mets commun : le *pot-au-feu* pour les viandes bouillies, le *gigot* et le

poulet pour les viandes rôties, et le *bœuf mode* pour les viandes à l'étuvée.

Viandes bouillies. Pot-au-feu. — Les *viandes bouillies* sont surtout consommées par les classes ouvrières, qui obtiennent ainsi deux plats avec le même aliment : le bouillon et le bouilli. Le *bouillon* a une faible valeur nutritive, mais c'est un stimulant de la digestion, car il facilite la sécrétion du suc gastrique. La coutume de le prendre au début du repas est donc justifiée. Sa valeur dépend d'ailleurs de son mode de préparation : si l'on plonge la viande dans l'eau froide et qu'on fasse bouillir celle-ci longtemps, on obtient un bouillon riche et un *bouilli* sec et filandreux qui a perdu environ 40 °/₀ de son poids ; au contraire, en mettant la viande dans l'eau bouillante, on lui conserve ses sucs au détriment du bouillon.

Pot-au-feu. — Pour le préparer, on met la viande avec du sel dans l'eau froide dans la proportion de 1 kilogramme de viande pour trois litres d'eau. Le feu ne doit pas être assez vif pour que l'eau entre en ébullition avant que l'écume ait monté et qu'on l'ait enlevée très rapidement. L'écume est produite par de l'albumine coagulée qui troublerait le bouillon si on l'y laissait. Une fois l'écume retirée, on met carottes, navets, panais, poireaux, céleri, un clou de girofle, une gousse d'ail si l'on veut, et, suivant le goût de certaines personnes, un chou. On fait bouillir doucement et l'on obtient un bon bouillon. On le colore généralement (caramel, oignon brûlé, etc.).

Si la quantité et la qualité de la viande ont une grande importance, il faut encore, pour faire un bon bouillon, prendre soin qu'il bouille à petit feu sans discontinuer. Six à sept heures sont nécessaires pour faire un bon pot-au-feu. Quand il est fait, on le dégraisse, en enlevant avec précaution quelques cuillerées du dessus, puis on le verse, en le passant, sur le pain coupé dans la soupière.

Au lieu de pain on peut employer du tapioca, du vermicelle, des pâtes, qui doivent toujours être bien cuites.

Viandes rôties. Gigot et Poulet. — Les *viandes rôties* ne perdent par la cuisson que 25 % de leur poids et conservent presque toutes leurs qualités nutritives. Toutefois, elles ne devront pas être trop saignantes, de façon que les parasites qui peuvent y être contenus soient tués par la chaleur.

Une viande peut être rôtie au *four* ou à la *broche*; mais quel que soit le procédé employé, la viande, pour être bien rôtie, doit être *saisie* de manière qu'il se forme, à la surface, une croûte qui empêche les sucs de s'écouler. De cette façon la viande conserve sa valeur nutritive et acquiert une saveur particulière due aux aromes qui se développent sous l'influence de la vive chaleur du foyer.

Prenons deux exemples : le *gigot* et le *Poulet*.

Gigot. — Il doit être piqué d'ail, puis badigeonné de beurre frais, salé et poivré. S'il est mis au four, on ne doit le mouiller d'eau que lorsqu'il est à moitié cuit. Avec un feu ordinaire, il faut compter, pour la durée de la cuisson, un quart d'heure par livre de viande.

Poulet. — Il doit être soigneusement vidé, flambé et troussé. A la différence du gigot, le Poulet doit être toujours bien cuit et doré partout. La volaille ne se mange jamais saignante.

Viandes à l'étuvée. Bœuf à la mode. — La cuisson *à l'étuvée* est intermédiaire entre les deux procédés que nous venons d'indiquer. Dans cette méthode, les viandes sont cuites au moyen de la vapeur d'eau. Au cours de la cuisson, les sucs de la viande et l'excès de vapeur se réunissent au fond du récipient ; ils constituent le jus, qui est très nutritif. Cette cuisson donne toute sécurité au point de vue des parasites, qui sont certainement tués.

Bœuf à la mode. — Pour le préparer, on prend de préférence un morceau de *tranche* bien piqué de lard gras ; on le place ensuite dans une casserole contenant du beurre bien chaud, et on le fait *revenir* (terme de cuisine qui signifie dorer la viande), puis on ajoute moitié vin blanc, moitié eau, quelques oignons, des carottes coupées en rondelles minces, un morceau de jarret de veau, un bouquet garni (persil, thym, laurier), du sel, du poivre et du girofle. On ferme alors la casserole hermétiquement et on laisse bouillir à petit feu et régulièrement pendant 5 ou 6 heures. Il est bon de ne pas soulever le couvercle pendant la cuisson ; certaines cuisinières minutieuses le fixent même au moyen de petites bandes de pâte.

Poissons. — Une cuisson parfaite est nécessaire pour tuer les nombreux parasites que contiennent les Poissons. On les prépare *frits* ou au *court-bouillon*. La friture n'est guère utilisée que pour les petits Poissons. Le *court-bouillon* se compose d'eau, de carottes et d'oignons émincés, de poivre en grains concassés, d'un bouquet garni, de sel, de vinaigre. On met ces ingrédients dans une poissonnière (*fig.* 96) et le Poisson par-dessus la grille et on fait cuire en

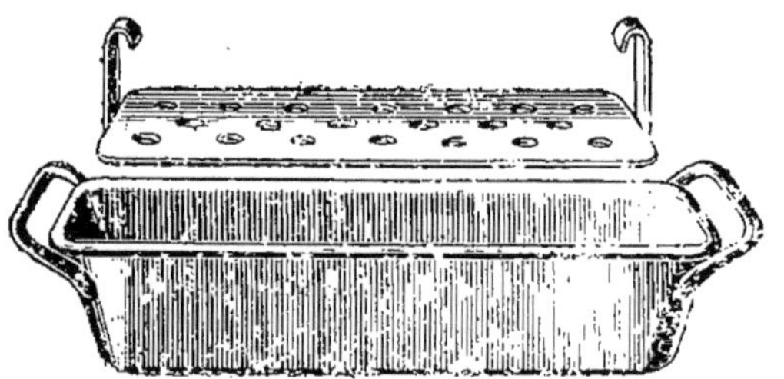

Fig 96. — Poissonnière.

évitant de laisser bouillir, car le Poisson se désagrégerait. Souvent le court-bouillon est préparé à l'avance et refroidi quand on y met le Poisson. De cette façon ce dernier s'aromatise mieux, puisqu'il cuit en contact avec tous les condiments déjà cuits et ayant par suite développé tout leur arome.

Légumes. — Le mode de cuisson des légumes varie selon qu'ils sont *verts* ou *secs*. Les légumes verts, en effet, doivent être mis à cuire dans l'eau bouillante, tandis que les légumes secs seront mis dans l'eau froide. Ces derniers sont longs à cuire ; il est bon de les faire tremper avant la cuisson.

Sauces. — Les sauces servent à relever la saveur des aliments. Mais, souvent trop épicées et trop grasses, elles satisfont plus le goût que l'estomac. Aussi doit-on préférer généralement aux sauces savantes et compliquées les aliments servis « nature », comme on dit en langage culinaire.

Le *roux* est la sauce la plus commune. Pour le préparer, on jette de la farine dans du beurre très chaud en ayant soin d'agiter sans cesse. Le roux peut devenir blond ou même brun si on laisse brunir la farine avant de l'additionner d'eau ou de bouillon. On préparera des sauces variées en ajoutant à ce roux ordinaire des œufs, du lait, du vinaigre, de la tomate, etc.

La *sauce blanche*, qui accompagne un grand nombre de mets, se prépare ainsi : on met dans une casserole un gros morceau de très bon beurre ; lorsqu'il est fondu à très petit feu, on y laisse tomber peu à peu de la farine, en remuant sans cesse avec une cuillère de bois. On ajoute lentement de l'eau tiède ou du lait tiède, suivant le goût, toujours en remuant. On sale et on poivre. Quand la sauce est retirée du feu, il est bon d'y ajouter un jaune d'œuf délayé au préalable.

Pâtisseries et entremets. — Les *pâtisseries* sont souvent indigestes parce qu'elles sont insuffisamment cuites et faites avec une pâte compacte. Il est donc bon de les préparer avec de la *pâte levée*, qui a subi la fermentation et, par suite, présente des yeux, ou bien avec de la *pâte feuilletée*, c'est-à-dire divisée en minces feuillets par un pétrissage avec du beurre.

Parmi les *entremets*, la *crème cuite* est l'un des plus recherchés par les enfants, à juste titre d'ailleurs, car c'est un aliment très nutritif et facilement digéré. Pour préparer une *crème à la vanille*, par exemple, on fait bouillir pendant un quart d'heure, dans un litre de lait sucré au goût, un morceau de vanille ; puis on met dans un vase cinq ou six jaunes d'œufs que l'on bat et que l'on mêle avec le lait, lentement afin de ne pas saisir les œufs. On verse ensuite dans le plat et l'on fait prendre au bain-marie ou au four. Il faut avoir soin de retirer la gousse de vanille.

On peut faire beaucoup de crèmes par un procédé analogue en substituant à la vanille un autre parfum. On peut aussi employer le chocolat : on verse dans le litre de lait 200 grammes de chocolat fondu. Le café peut être également utilisé.

Il va sans dire que les recettes que nous avons indiquées sont loin d'épuiser toutes les combinaisons culinaires. Mais elles peuvent cependant servir de modèles pour la préparation d'un grand nombre de mets et donneront des indications utiles dans beaucoup de cas.

RÉSUMÉ

Préparation des aliments. — La cuisine est un art utile à la santé. Elle est surtout une affaire de soins et d'attention. Il ne faut pas oublier que les mets les plus simples sont ordinairement les meilleurs.

Les Viandes peuvent être cuites de trois façons : *bouillies* (pot-au-feu), *rôties* (gigot, Poulet) et *à l'étuvée* (Bœuf à la mode).

Les Poissons se mangent *frits* ou *bouillis* (court-bouillon).

Les Légumes sont mis à cuire dans l'eau bouillante s'il sont verts, et dans l'eau froide s'ils sont secs.

Les Sauces servent à relever la saveur des aliments ; mais trop épicées et trop grasses, elles sont indigestes et mauvaises pour l'estomac.

Les Patisseries se préparent avec de la pâte *levée* ou *feuilletée*.

Les Entremets, comme la crème à la vanille, sont très nutritifs et très utiles dans l'alimentation des enfants.

CHAPITRE IV

COMPTABILITÉ DU MÉNAGE

---

*« Ayez soin des sous, les louis d'or
se gardent assez d'eux-mêmes. »*
(FRANKLIN.)

Budget des recettes et des dépenses. — « De l'argent, de
l'argent, s'écrie Harpagon avec désespoir, ils n'ont que ce
mot-là à la bouche, toujours de l'argent » ; pour tout, pour se
vêtir et se nourrir, se loger dans de bonnes conditions de
confort et d'hygiène, pour satisfaire ses besoins intellectuels
et moraux, il faut toujours de l'argent, et il y a là de quoi
désespérer bien d'autres qu'Harpagon. Lorsqu'on a des
ressources très étendues, l'inconvénient est faible ; mais ce
cas est rare : on est souvent obligé de régler ses dépenses
d'après des ressources modestes, et de se refuser l'agréable
pour n'être pas ensuite privé du nécessaire. Afin de ne pas en
arriver à cette dernière extrémité, le mieux est d'essayer
de se faire à l'avance une idée des besoins du ménage et de
voir comment on pourra y subvenir avec les recettes prévues.
C'est ce qu'on appelle *équilibrer son budget*, problème cri-
tique pour de grands États comme pour de modestes maî-
tresses de maison et que l'on peut résumer en ces mots :
joindre les deux bouts ; car, on l'a dit avec raison, on est pauvre même avec de la fortune si l'on dépense plus que ses
revenus ; on est à son aise si, les recettes l'emportant sur les
dépenses, on peut faire des économies. Si les ressources
paraissent trop faibles, il faut donc, ou les augmenter par

un travail nouveau, ou restreindre ses besoins ; mais on ne doit jamais engager l'avenir en contractant des dettes.

Le budget d'une famille dépend de bien des choses, des ressources diverses dont on dispose, du milieu social, du pays que l'on habite, etc. Nous allons prendre un exemple particulier pour donner une idée de la manière d'établir un budget. Nous supposerons, pour fixer les idées, qu'il s'agisse d'une famille de 5 personnes : le père, la mère et deux enfants et une bonne habitant une ville d'importance moyenne.

Budget.

RECETTES		DÉPENSES	
Traitement du mari . .	4 500ᶠʳ	*Nourriture*	2 000ᶠʳ
Revenu apporté par la femme	2 000	*Frais de maison* (loyer, impôts, assurances, entretien, mobilier) .	900
		Chauffage et éclairage .	300
		Vêtements (costumes, chaussures, entretien, blanchissage, etc.). .	1 200
		Bonne (gages).	400
		Besoins intellectuels (instruction des enfants, livres, journaux, etc.)	500
		Devoirs sociaux (cadeaux, étrennes, charités, correspondance)	300
		Soins (docteur, pharmacien, dentiste). . . .	150
		Divers. Imprévu. . . .	250
RECETTES TOTALES. . .	6 500ᶠʳ	DÉPENSES TOTALES. . .	6 000ᶠʳ

Il reste donc un excédent de 500 fr. qui viendra augmenter le fonds de réserve.

Ceci n'est qu'une indication. Si l'on vit à Paris, par exemple, les frais de loyer seront plus élevés ; il faudra se restreindre sur autre chose. Le prix du chauffage et de l'éclairage est également assez variable selon les régions. Si le nombre des enfants augmente, on ne peut économiser sur la nourriture ; il faudra que les parents dépensent moins pour leur habillement, afin de suffire à celui des bébés, etc., etc. Chacun modifie son propre budget d'après ses ressources, ses besoins et ses goûts.

Dépenses nécessaires. Dépenses inutiles. Des achats en général. — L'examen du budget nous renseigne immédiatement sur les dépenses nécessaires, à condition cependant que l'argent consacré à chacun des articles soit vraiment bien employé, car on peut faire des dépenses inutiles en tout : pour son logement, si on le prend trop grand et si on sacrifie le confortable de la chambre à coucher au luxe du salon ; — pour la nourriture, quand on ne sait pas limiter les provisions de façon à éviter le gaspillage ; quand, au lieu de se contenter des ressources du pays que l'on habite, on achète des produits rares, des primeurs coûteuses ; — pour le vêtement, quand on préfère une élégance de mauvais aloi à la solidité.

Mais la plus grande source de dépenses inutiles, ce sont les *occasions*. Le plaisir que certaines femmes éprouvent à faire des emplettes, à piétiner pendant des heures dans des magasins encombrés et sans air est si extraordinaire qu'il semble vraiment maladif. Elles réalisent ainsi des économies sur leurs achats, prétendent-elles, mais on peut se demander si elles n'auraient pas eu en réalité plus d'avantages à rester chez elles pour s'occuper de leur intérieur. Combien d'entre elles, venues dans un magasin pour un achat sans importance, en sortent surchargées de paquets de toutes grandeurs, ayant fait l'emplette d'une foule d'objets dont elles ne sentaient nul besoin l'instant d'avant, et parmi lesquels manque souvent celui-là seul qu'elles allaient chercher ! Il faudrait bien se pénétrer de l'idée qu'*un objet dont on n'a pas vraiment besoin est toujours trop cher, quel que soit le prix auquel on nous l'offre*. Il faut bien se dire aussi que l'on n'a rien pour rien, et par suite se défier du bon marché extraordinaire, car la plupart des marchandises ne peuvent être livrées au-dessous d'un certain cours que si elles sont falsifiées ou avariées.

On ne se laissera donc pas tenter non plus par les primes, les timbres-rabais, etc. Un marchand cherche toujours son intérêt, comme c'est fort naturel, et s'il semble vous faire des cadeaux et des avantages exagérés, soyez persuadées qu'il y trouve son compte. Croyez-en la sagesse populaire : « vous n'en avez jamais que pour votre argent ».

Cela ne veut pas dire évidemment qu'il faut payer le plus cher possible. On essaiera au contraire de faire ses achats dans des conditions avantageuses, en achetant quelquefois en gros, en faisant des provisions au bon moment. On évitera de se laisser duper : aussi devra-t-on choisir des fournisseurs honnêtes, des maisons de confiance ; on ira dans des magasins spéciaux et connus plutôt que dans les bazars. Il faut aussi, autant que possible, voir par soi-même ce qu'on achète ; si l'on est obligée de se faire envoyer des objets, on vérifiera le poids, la longueur et la qualité de chacun d'eux. De grandes maisons même ne dédaignent pas ces sources de petits profits malhonnêtes.

Enfin, une dernière recommandation, qui n'est pas sans importance : on s'efforcera de payer comptant. Cela a toutes sortes d'avantages : sans parler des remises dont on bénéficie parfois, il est moins pénible d'échanger son argent contre un objet que d'avoir à le débourser plus tard quand cet objet est consommé ou hors d'usage. Ensuite on se rend ainsi beaucoup mieux compte des sommes déjà dépensées et par suite des ressources dont on dispose encore.

Livres à tenir. — Il ne suffit pas d'avoir établi son budget au commencement de l'année : il faut savoir ce que l'on dépense chaque jour, sans quoi on s'écarterait bien vite des règles que l'on s'est tracées : elles deviendraient parfaitement inutiles. Un peu de comptabilité écrite est donc nécessaire, mais il ne faut pas la compliquer outre mesure et l'on pourra se contenter de deux livres : un carnet pour noter toutes les emplettes au fur et à mesure qu'elles se présentent et un livre de caisse.

Le premier livre pourra être un *agenda* ; on en fait maintenant de très pratiques. Sur cet agenda, que l'on aura toujours sur soi, on écrira au fur et à mesure les dépenses quotidiennes, la dépense du marché, les petits achats, les notes soldées, etc. Ce sera en quelque sorte un livre-journal. On peut aussi noter sur cet agenda ce que l'on doit faire à un jour donné, traite, terme à payer, lettre à écrire. Comme on regarde l'agenda tous les jours, on sera sûre de ne pas oublier.

Tous les soirs, autant que possible, on prendra quelques minutes pour transcrire avec plus d'ordre, sur le *livre de caisse*, les opérations effectuées. Nous donnons ci-après un modèle de la disposition de l'agenda et du livre de caisse.

Agenda.

	RECETTES	DÉPENSES
Mardi 1er Mars.		
Pain		0 | 80
Lait		0 | 75
Boucherie		2 | 40
Sucre.		0 | 65
Légumes.		0 | 20
Acheté une paire de souliers pour Bébé.		4 | 95
Mercerie		0 | 60
Payé traite de M. X., marchand de meubles	90	
TOTAUX	100	35

Memorandum.

A payer : Traite de M. X., marchand de meubles.

	RECETTES	DÉPENSES
Mercredi 2.		
Pain		0 | 80
Lait		0 | 75
Charbon		4 | 90
Boucherie		2 | 05
Pétrole		0 | 30
Savon, carbonate		0 | 60
Timbres		1 | 50
Tramway.		0 | 20
Beurre		1 |
TOTAUX		12 | 10

Memorandum.

Écrire à M. X.

Visite à Mme B.

BIBLIOTHÈQUE NATIONALE — R. F. — IMPRIMÉS